Adriana Leopoldino

Julho / 2015

DETOX JÁ

MUDE SEUS HÁBITOS, EMAGREÇA
E CONQUISTE SAÚDE, VITALIDADE E DISPOSIÇÃO

DETOX JÁ

DRA. DORIS ISRAEL

AGIR

Editora Nova Fronteira Participações S.A.
Rua Nova Jerusalém, 345 – Bonsucesso – 21042-235
Rio de Janeiro – RJ – Brasil
Tel.: (21) 3882-8200 – Fax: (21)3882-8212/8313

CIP-BRASIL. CATALOGAÇÃO NA PUBLICAÇÃO
SINDICATO NACIONAL DOS EDITORES DE LIVROS, RJ

I84d

Israel, Doris
Detox já: mude seus hábitos, emagreça e conquiste saúde, vitalidade e disposição/ Doris Israel. - 1. ed - Rio de Janeiro: Agir, 2015

ISBN 978-85-220-1600-6

1.nutrição. 2. Saúde - Aspectos nutricionais. 3.Hábitos alimentares. 4. Dieta de emagrecimento. I. Título

14-18789 CDD: 613.2
CDU: 613.2

18/12/2014 18/12/2014

SUMÁRIO

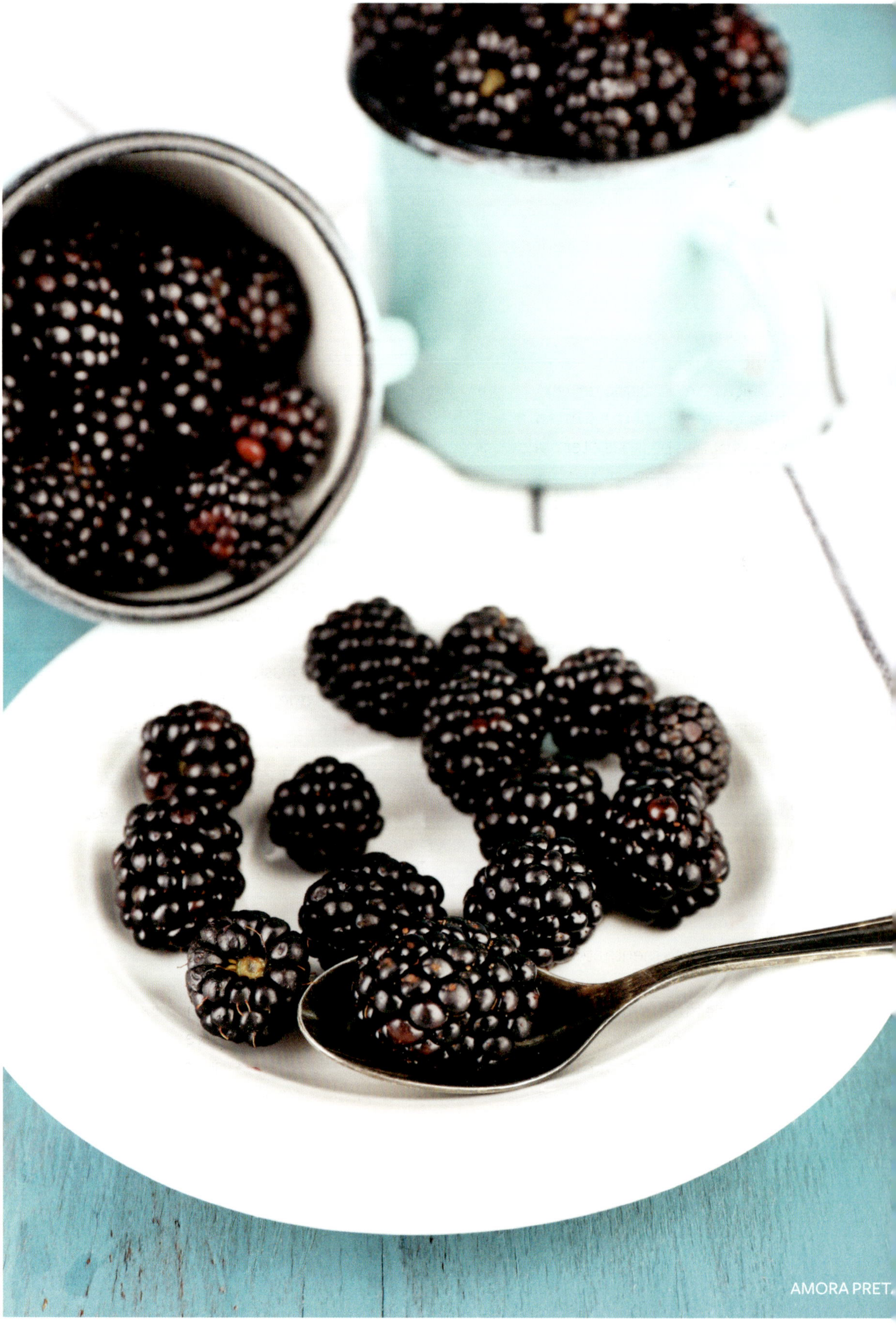

AMORA PRET.

AGRADECIMENTOS

Agradeço a todos os leitores deste livro. Espero que possam, de alguma forma, mesmo que pequena, implementar mudanças em seu estilo de vida; mudanças que ajudem a si mesmos e todas as outras pessoas a ter consciência da inter-relação que temos com tudo e com todos. Buscamos nos tornar seres humanos melhores, mais evoluídos em atitude, mais informados e educados quanto às nossas escolhas para preservar nosso maior patrimônio, que é nossa saúde. Se a perdermos, tudo se torna mais difícil na vida.

Imbuídos desse espírito de transformação, espero que possamos — você, eu e todos nós — desfrutar de uma vida mais plena de saúde, evolução e progresso para nós mesmos e para as futuras gerações. Podemos ter uma vida verdadeira com nossos propósitos, de existir com qualidade e com dignidade do nosso corpo e da nossa mente até o dia final.

Gostaria de fazer um agradecimento especial, do fundo do coração, a algumas pessoas que me ajudaram a realizar este livro, feito com muita sinceridade e dedicação.

Primeiro, o meu agradecimento a Deus, que me inspira em tudo que foi dito aqui.

À jornalista Karla Monteiro, com seu gabarito profissional, que tanto colaborou com seu gravador: todos os domingos, na tomada do material.

À doce Carolina Chagas, que, com seu otimismo e paciência, deu vida ao livro junto à editora.

À Luciana Junqueira, diretora de arte, que com sua equipe da Tabaruba Design engrandeceu e embelezou este livro.

À excelente profissional Isabella Vorcaro, nutricionista, que, com muita alegria e motivação, trouxe contribuições valiosas.

À maravilhosa chef de cozinha Andrea Henrique, com suas irreparáveis receitas, que a fizeram, merecidamente, ter seu livro como best-seller.

A todos os meus pacientes que me dão força para seguir estudando.

Também à minha amada família e ao meu marido, pela paciência e por terem sempre uma palavra de incentivo na continuação do processo.

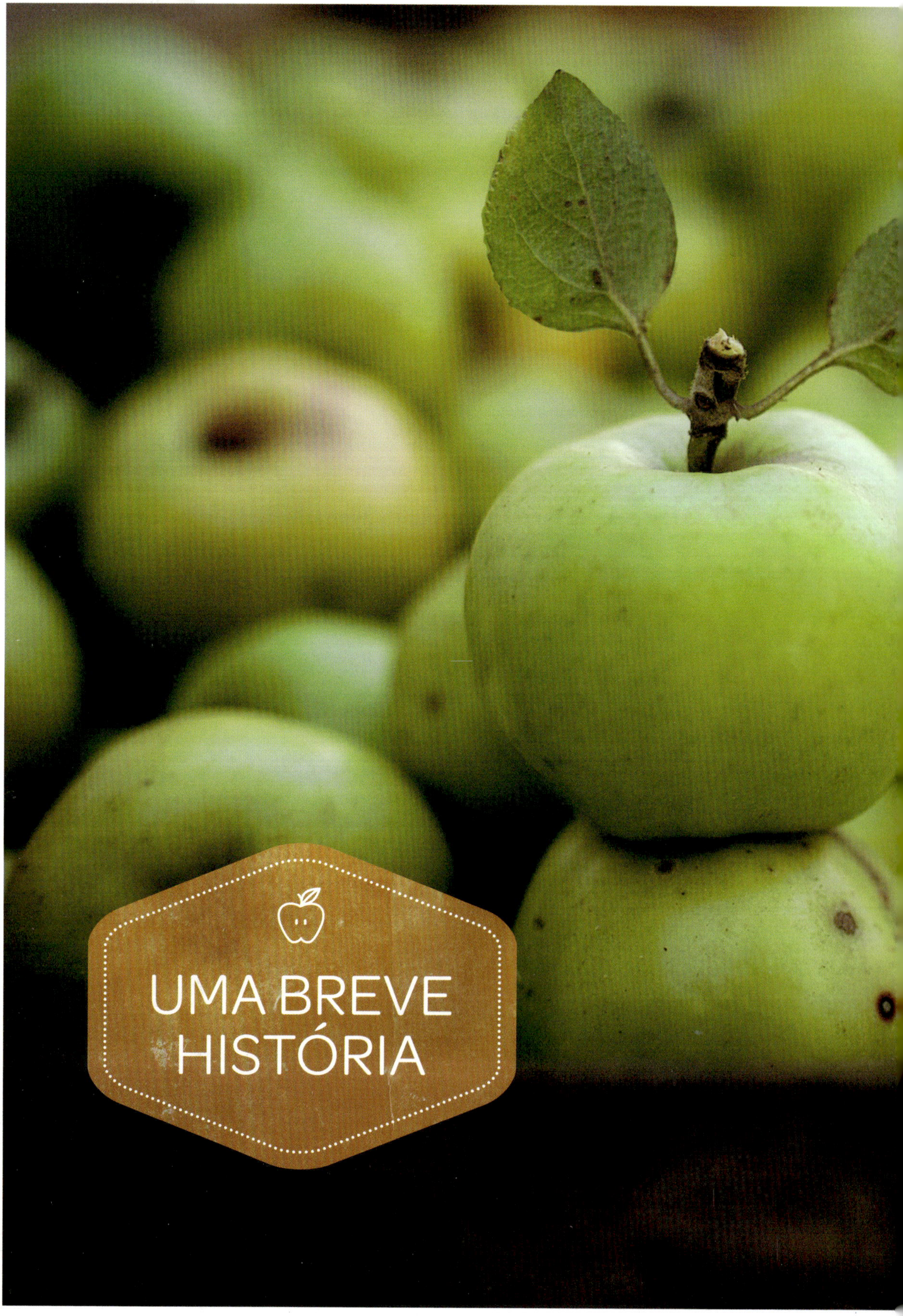

UMA BREVE HISTÓRIA

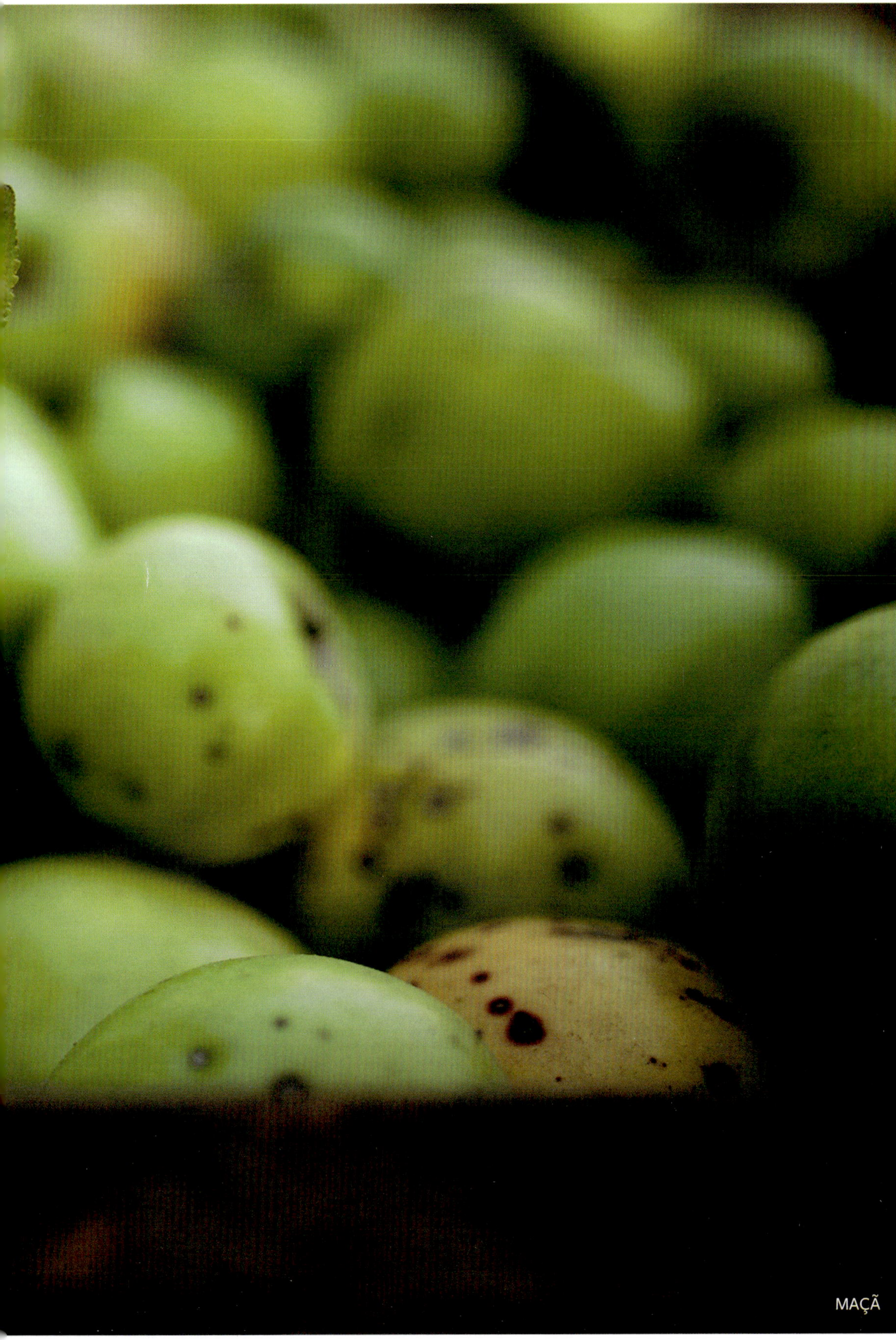
MAÇÃ

No segundo ano de residência, eu já sabia: não era aquilo. Havia me formado em medicina pela Faculdade de Medicina de Petrópolis, em 1978. Durante o curso, me apaixonei por dois órgãos, o coração e o pulmão. Fiquei ali, entre um e outro, até me decidir pela especialização em pneumologia. Não sei explicar ao certo o que me atraiu. O pulmão era um órgão vital, central, o eixo que desencadeia o movimento do corpo. Infla e desinfla, gerando vida. Não era o intestino. Não era o pâncreas. Não era o estômago nem eram os órgãos sensitivos. Era o pulmão. Como uma jovem apaixonada, fui cumprir a formação médica no sanatório Oswaldo Cruz, em Itaipava. Entrei no final de 1978, pouco antes de me formar, e saí no início de 1982. Ali eu descobri que essa não era a forma de medicina com que eu queria trabalhar. Eu teria de recomeçar.

Consigo precisar o momento em que me decidi pela medicina. Eu tinha nove anos. Uma prima querida, a minha melhor amiga, teve um tumor no cérebro e parou de andar, parou de crescer, ficou cega. Assisti, com os olhos de uma criança, àquela tragédia. O que eu podia fazer para ajudá-la? Resolvi, então, que estudaria muito, que seria uma doutora para curá-la. Isso se tornou uma obsessão. Uma missão. Nunca tirei essa ideia da cabeça. Quando entrei na faculdade, em meados dos anos 1970, eu era — acho que posso chamar assim — uma jovem alternativa, fascinada pelo movimento de contracultura. Não sabia ainda o que era espiritualidade, mas, de alguma forma, já buscava outros caminhos; procurava uma expansão, algo que pudesse abrir novos horizontes. Filha de uma tradicional família judia do Rio de Janeiro, carreguei para dentro da escola de medicina a minha inquietação — e também a minha missão: curar.

Acho que todo estudante de medicina tem o seu primeiro grande impacto na sala de anatomia. É ali, respirando a morte, que ele ocorre. Sobre a minha mesa, na aula inaugural, repousava um homem negro, nem jovem, nem velho. Lembro-me dos detalhes: os cabelos, as unhas, o pênis... Eu pensava: "Meu Deus, por que essa pessoa veio parar em minhas mãos? Por que cabe a mim recortá-la em pedaços? Existe algo que explique isso?" Por muito tempo, aquele homem povoou meus sonhos. Em momentos reflexivos, ele vinha à minha cabeça, sem que eu o chamasse. Eu e a minha parceira de mesa estudamos o mesmo corpo por um ano inteiro. Nós éramos 15 duplas dissecando 15 cadáveres. A sala de anatomia recendia a formol, um grande túmulo, frio e fedorento. No começo, ainda havia pudor entre nós. Usávamos luvas, máscaras. Depois, nem isso. Com as mãos nuas e os olhos e as narinas ardendo com o cheiro forte, fazíamos piadinhas. Para aprender, eu aprendi: era preciso ter coragem.

Ali eu descobri que essa não era a forma de medicina com que eu queria trabalhar. Eu teria de recomeçar.

O jovem médico carrega uma certa prepotência. Ele é — ou acha que é — capaz de vencer a morte. Em 1978, iniciei a especialização em pneumologia no sanatório Oswaldo Cruz, um hospital para o tratamento da tuberculose e do câncer. Foi o meu embate com a realidade. O Oswaldo Cruz era um sanatório estadual, onde se multiplicavam as mazelas do sistema público de saúde. Faltava o básico. De alguma maneira, consegui interagir com os pacientes de tuberculose. Eles moravam no hospital e tentavam construir ali uma vida, uma rotina, uma história. Descobri, então, o que eu realmente gostava na medicina. Gostava de conversar, de saber as histórias das pessoas, entender a doença do ponto de vista social, econômico, psicológico. E, então, o primeiro ano passou.

No segundo ano da residência, fui designada a atuar no ambulatório. Acompanhava os pacientes, dia após dia, e não via nenhuma melhora. Parecia absurdamente inútil tudo o que eu vinha fazendo. Uma sensação de frustração, de ter acreditado em um conhecimento adquirido que, naquela hora, não era suficiente para reverter os sofrimentos que se apresentavam a mim. Eu queria fazer diferença. Diferença em prol do bem-estar dos pacientes e em prol também da minha realização pessoal. Entrei em crise profunda, pois sabia que não queria continuar naquele caminho. Porém, eu não tinha ânimo para ir em busca de outra trilha. Com vinte e poucos anos, estava em um impasse. Terminei o ano certa: não é isso. Não é nada disso. Mas o que é, então?

Meu primeiro filho nasceu e eu era uma jovem médica que só sabia que não queria mais ser pneumologista. Como a vida tem os seus caminhos, Tiago, aos nove meses, desenvolveu asma brônquica. Eu repetia para mim mesma: "Como é que pode? E agora? Não é possível, meu Pai amado, que carma é esse? O que eu vou fazer se eu mesma já não acredito mais nos tratamentos?" Em meio ao meu desespero, me indicaram um homeopata, o dr. Cláudio Araújo. Ele era recém-chegado de Londres, onde fizera seu doutorado em homeopatia. No nosso primeiro encontro, ele me perguntou se gostaria de fazer pós-graduação em homeopatia na segunda turma que estava montando. Agradeço de coração essa oferta. A homeopatia tinha sido reconhecida no Brasil pelo Conselho Federal de Medicina em 1980. Tiago começou o tratamento, e os resultados na recuperação da saúde do aparelho respiratório foram excelentes. A experiência no meu filho me deu o caminho que precisava para mudar o curso da minha carreira. No ano seguinte, desliguei-me do Oswaldo Cruz e iniciei o mestrado em homeopatia, na segunda turma que se formaria na nova especialidade.

Abriu-se para mim um novo paradigma, completamente diferente do paradigma alopático. A abordagem mudou, tudo mudou. Na homeopatia, a investigação passava por

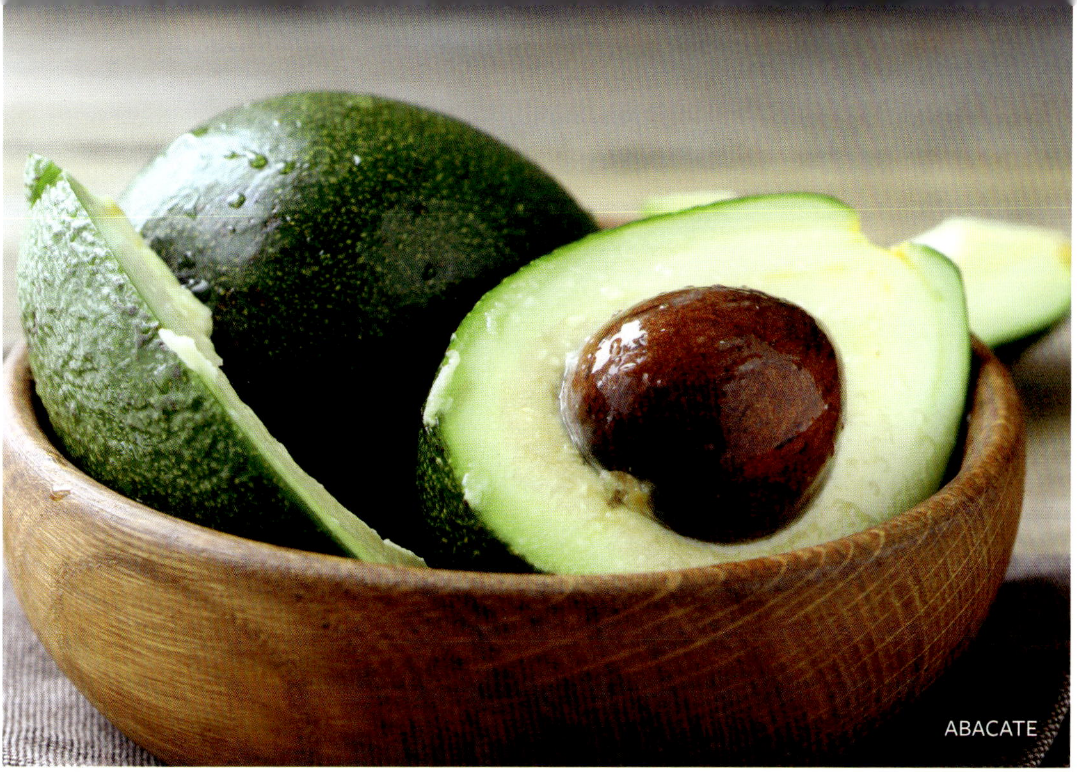
ABACATE

entender porque a pessoa portava aquela doença, pois tudo é resultado de uma série de desordens. Não adianta resolver o sintoma sem descobrir a causa. O sintoma é apenas a ponta do iceberg da enfermidade que está por trás. Na alopatia, você se torna um médico organicista, um médico de órgãos e de resultados, que busca basicamente a ausência da dor. Estar saudável, pelo viés da alopatia, é não ter sintomas, mesmo que eles estejam sendo bloqueados por analgésicos, anti-inflamatórios ou antidepressivos. Quando caí no vasto mundo da homeopatia, a história se inverteu: a saúde era muito mais do que a ausência de sintomas.

A minha função como médica passou a ser pôr em marcha a motivação do indivíduo e fazê-lo progredir em todos os níveis: emocional, mental e social. A partir daí, o ser humano não era mais uma entidade clínica, um fígado ou um pulmão. A minha paixão pelo pulmão me levou ao ser humano que pensa, sente, sofre, ri, ama, chora, come, bebe e tem uma história emocional. Um ser humano que se intoxica e que precisa se desintoxicar para atingir a plenitude.

E, a partir daí, a doença se forma pelo desequilíbrio da força vital do organismo que provoca todas as sensações desagradáveis da enfermidade.

Durante as décadas de 1980 e 1990, a homeopatia viveu um *boom*. Era a única alternativa à medicina convencional. Depois de quatro anos de mestrado, abri um consultório na zona sul do Rio de Janeiro. Quando juntamos dom, conhecimento e dedicação, não tem erro: o sucesso acontece. Meu consultório atraiu muita gente e, em pouco tempo, o meu trabalho se solidificou. Para isso, fui radical. Não conservei hábitos da abordagem alopática, embora reconheça o seu valor para salvar vidas em casos extremos. Mudei tudo para abraçar o raciocínio da homeopatia. Nós trabalhamos com núcleos emocionais: de culpa, de abandono, de baixa autoestima, de fobia, de insegurança. No decorrer da história de cada indivíduo, certamente você tropeça em um — ou vários — desses núcleos. E, a partir daí, a doença se forma pelo desequilíbrio da força vital do organismo que provoca todas as sensações desagradáveis da enfermidade.

Com a homeopatia, aprendi que só se pode curar verdadeiramente um sintoma com um medicamento que possa provocar os mesmos sintomas a serem curados, quando experimentados em uma pessoa saudável. Nós, homeopatas, investigamos a totalidade dos sintomas mentais e físicos da enfermidade. A partir de dados como hábitos, horário, dor, qualidade do sono, reações ao clima e desejos alimentares, traçamos um perfil da doença no paciente. Nosso objetivo é descobrir o que a origina e o que a transtorna. Buscamos, no poder curativo de cada remédio, aquilo que mais se assemelha a cada pessoa, de modo que a força vital retorne ao corpo e restabeleça o equilíbrio.

A homeopatia foi a minha iniciação em algo maior, mais amplo, que podemos chamar de medicina holística. No senso comum, a palavra "holística" ganhou uma conotação quase pejorativa. Coisa da nova era, coisa de *hippies*, que faz rir os céticos. No entanto, holística quer dizer apenas totalidade. A medicina holística é isso: o ser humano avaliado e tratado na sua totalidade.

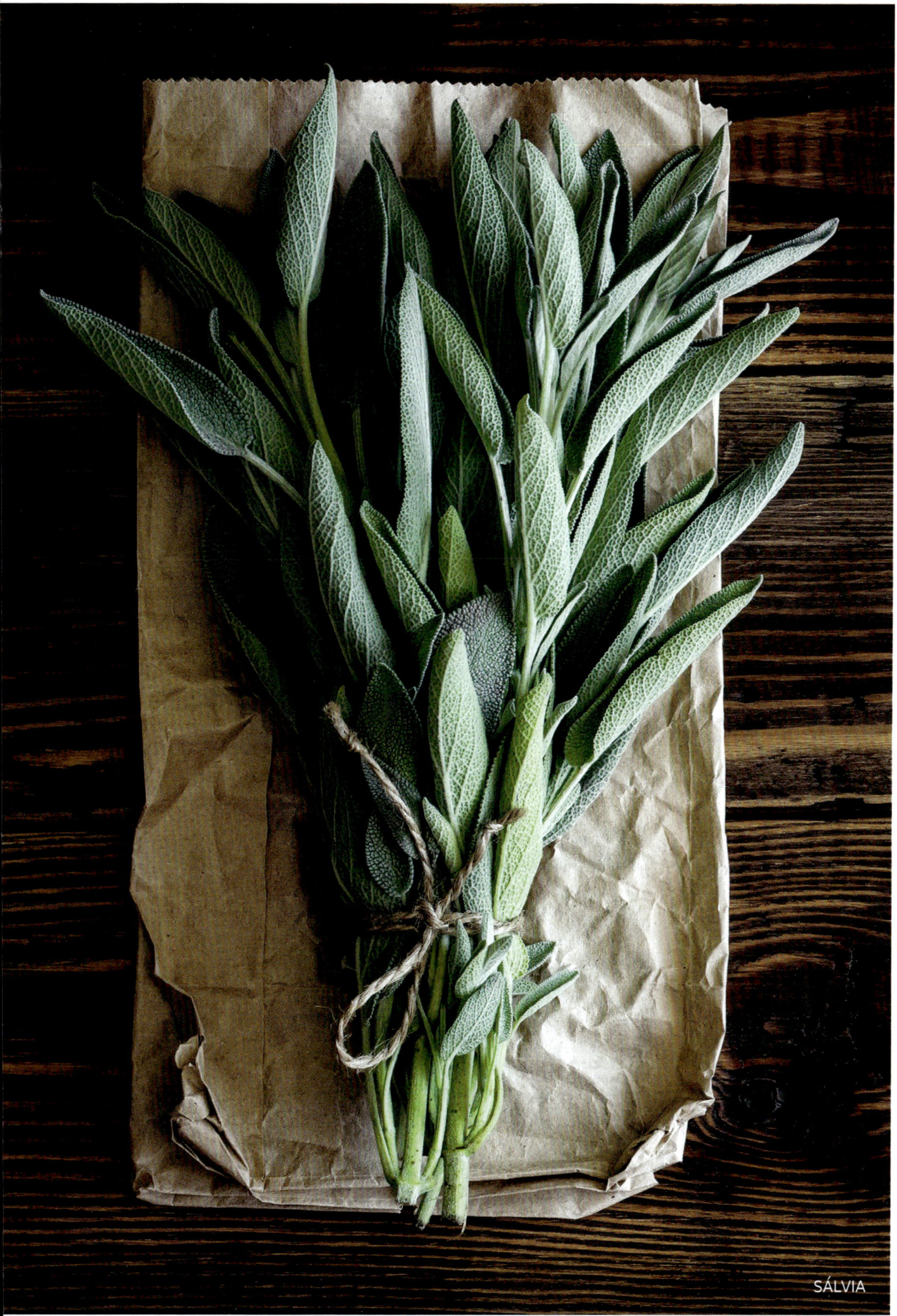

SÁLVIA

Mais uma vez, foi o meu filho Tiago que me levou para esse caminho que hoje eu trilho. Ele tinha 17 anos e foi passar uma temporada nos Estados Unidos. Isso aconteceu há exatos 18 anos. Lá conheceu um médico chamado Bruce Rind e ficou encantado. Este médico tinha — e ainda tem — uma clínica em Washington e trabalha com terapias avançadas, professando a medicina holística. Quando Tiago me contou o que viu, parti para lá imediatamente. E, mais uma vez, tive um grande encontro.

Doctor Bruce, como ele era chamado pelos pacientes, atuava com tratamentos que eu sequer ouvira falar, como ozonioterapia, limpeza de intestino, diagnóstico pela íris, osteopatia, proloterapia e equilíbrio químico através da medicina ortomolecular. Sobretudo, ele pregava a desintoxicação do corpo como única maneira de se manter saudável. Fiquei muito motivada. Olhava tudo aquilo e me perguntava: "Meu Deus, que mundo é esse?"

Nessa época, os Estados Unidos já tinham avançado muito nesse tipo de medicina, que ainda engatinhava no Brasil. Dr. Bruce era extremamente minucioso em suas consultas. Era fascinante vê-lo trabalhando as relações hormonais e tratando os desequilíbrios de forma totalmente diferente da qual estávamos acostumados. Na primeira viagem aos Estados Unidos, fiquei alguns meses por lá. Desde então, retorno periodicamente a fim de me reciclar.

Era o início, o despertar. Comecei a estudar muito, pesquisar, fazer cursos, participar de congressos. Foi fascinante descobrir algo que complementava a homeopatia. A medicina ortomolecular trabalha com as relações bioquímicas do corpo e com a energia metabólica.

Por que hoje isso é tão necessário? Cada vez mais, estamos sendo envenenados. Estamos constantemente expostos a todos os tipos de toxinas, seja pelo ar que respiramos, pelas radiações a que estamos expostos, seja pela comida que ingerimos ou pela água que bebemos. Com isso, nos tornamos carentes de vitaminas e minerais. Estamos em desequilíbrio. Temos no corpo um sistema antioxidante endógeno, natural. No entanto, o nosso estoque tóxico ultrapassou a nossa reserva antioxidante. Assim, é fundamental se preocupar em reequilibrar as funções.

Estamos em desequilíbrio (...) é fundamental se preocupar em reequilibrar as funções

É aí que entra o chamado *detox*, a nova palavra de ordem. Nos Estados Unidos e na Europa, surgiu um vasto mercado nos últimos anos, promovendo a limpeza do corpo e da mente como sinônimo de saúde e longevidade. Aqui, a moda que explodiu lá fora como rota alternativa para uma vida saudável ainda é tímida, mas vem crescendo muito rapidamente, em especial nos grandes centros como São Paulo e Rio de Janeiro. Neste livro, eu me proponho a responder três questões básicas: Por que estamos intoxicados? Como nos desintoxicar? E como manter o corpo limpo e livre de toxinas?

Nesse novo jeito de pensar a saúde, desintoxicar-se abrange uma gama de mudanças de comportamento, individuais e coletivas: privilegiar alimentos orgânicos; recorrer a técnicas da medicina alternativa para a limpeza do intestino, rins, fígado e pele, entre outros órgãos; optar por cosméticos naturais; beber água alcalina; complementar a alimentação com suplementos; exercitar-se; desenvolver hábitos diários para reduzir o estresse; cuidar das relações sociais e familiares; mudar hábitos de consumo etc. Ou seja: detox, no sentido mais amplo, é limpar o ambiente interno e externo. Essa é a medicina que hoje eu defendo: a medicina holística e integrada.

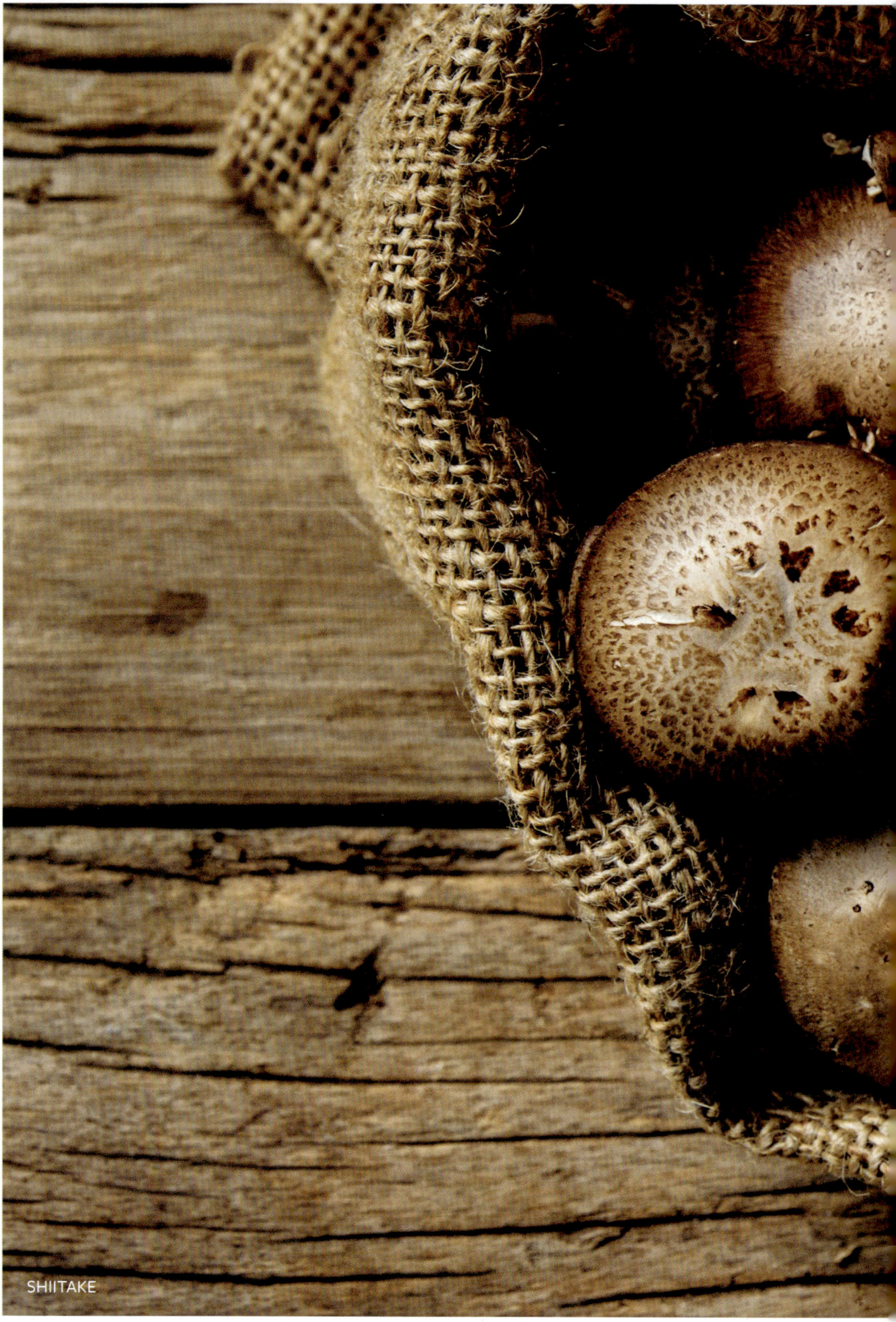

SHIITAKE

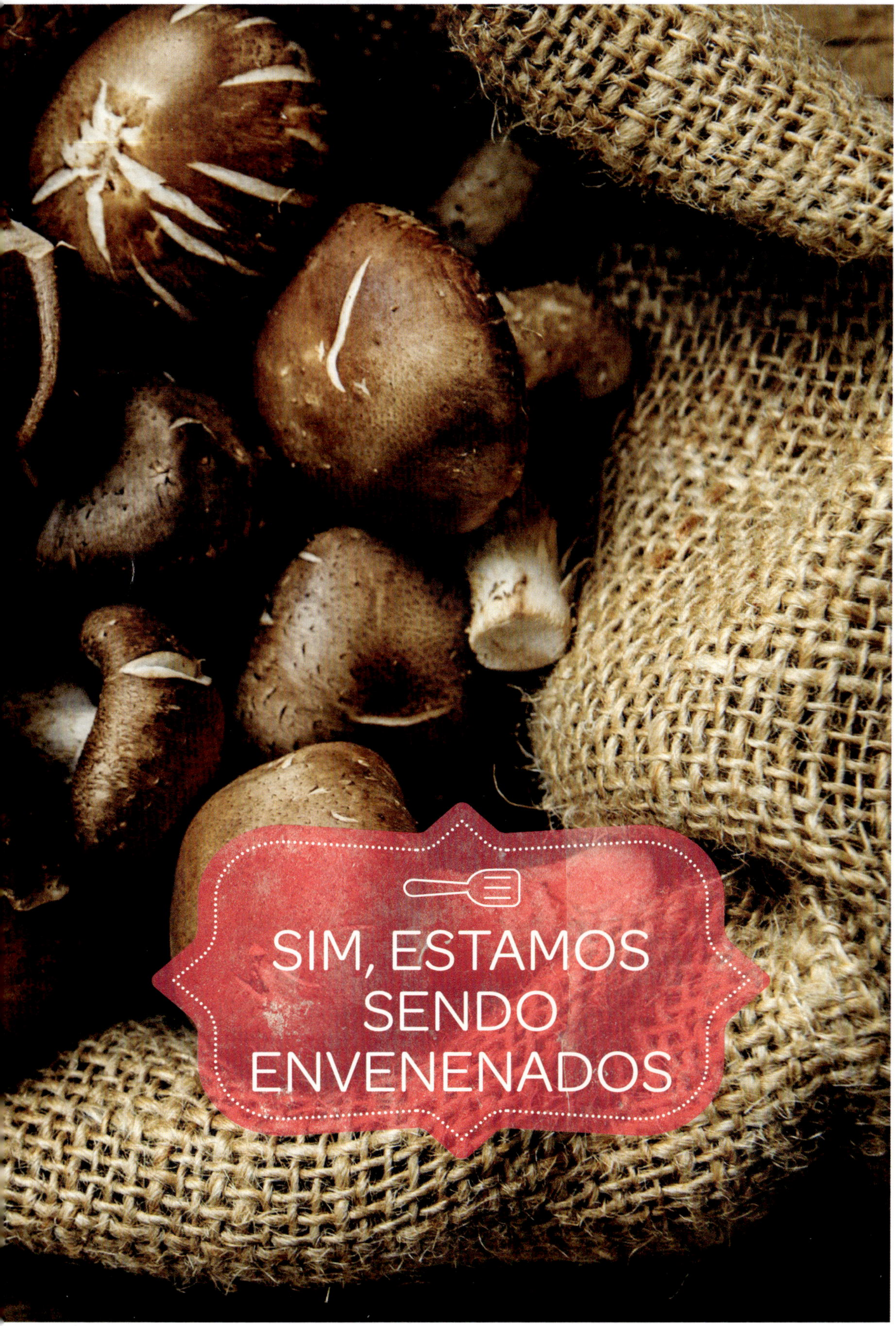

SIM, ESTAMOS SENDO ENVENENADOS

A palavra do nosso tempo é: consciência. Ou seja: conhecimento, noção do que está acontecendo. Não existe lugar no planeta — nem os mais inóspitos e livres de pegadas humanas — que seja virgem. Uma pesquisa no leite de mulheres esquimós, por exemplo, realizada por cientistas americanos, revelou um alto nível de substâncias químicas. Vivendo em iglus e se alimentando basicamente da pesca, elas também carregavam no corpo os venenos modernos. Um estudo da Universidade de Ciências e Tecnologia da Noruega revelou que ursos polares são os animais mais contaminados pelas toxinas produzidas e despejadas no meio ambiente pelos seres humanos. De acordo com a pesquisa, o problema começa na Europa, na Ásia e na América do Norte, quando os poluentes industriais e agrícolas são lançados na água e no ar e seguem para o norte pelas correntes marinhas e atmosféricas. No livro *Detoxify or Die*, a médica nova-iorquina Sherry A. Rogers, uma ativista que há 32 anos milita pela causa, diz, com propriedade: "Nós realmente cumprimos nossa duvidosa missão. Conquistamos o mundo com poluição."

O que ela quer dizer com isso? A Convenção de Estocolmo, negociada sob a égide do Programa Ambiental das Nações Unidas, assinada por 151 países, reconheceu o perigo do uso indiscriminado de 12 poluentes orgânicos persistentes, os chamados POPs. A lista é composta de palavrões: oito pesticidas (aldrina, clordano, DDT, dieldrina, endrina, heptacloro, mirex e toxafeno); dois químicos industriais (PCBs e hexaclorobenzeno); e dois subprodutos involuntários de processos industriais de combustão (dioxinas e furano). Os POPs são como super-heróis às avessas. Eles resistem a tudo, são imortais que viajam longas distâncias pela água, vento ou mesmo carregados pelo organismo dos seres humanos e animais. Absorvidos pelo solo, passam para as plantas que alimentam os animais que por sua vez, são alimentos para os homens. Uma cadeia venenosa, que segue sendo ignorada.

Por que as doenças degenerativas do cérebro estão aumentando? Por que cada vez mais se ouve falar em crianças hiperativas ou com déficit de atenção? Por que crescem tanto os índices de câncer de próstata, mama, pulmão e tireoide? Por que cresce tanto o índice de câncer infantil? Por que estamos tão fatigados? Por que não temos energia? Por que estamos sofrendo de depressão, perda de libido, infertilidade ou falhas de memória? Qual é a causa disso tudo? Genética? Não! A predisposição genética pode existir, sem que sejamos reféns dela, pois basta que as defesas do corpo estejam a postos. A resposta é: sim, estamos sendo envenenados.

Não existe fórmula ou mágica para nos mantermos protegidos, limpos ou imaculados. Os POPs, diga-se, são apenas os 12 vilões reconhecidos pela Convenção de Estocolmo. Aqui no Brasil, não temos muitos estudos recentes e profundos sobre esta questão. No entanto, pesquisas americanas recentes encontraram mais de trezentos produtos químicos no sangue e na urina dos pesquisados. A única saída é se conscientizar para conseguir saúde. Como se faz isso? Prestando atenção no nosso estilo de vida e mudando hábitos.

Os POPs são como super-heróis às avessas. Eles resistem a tudo, são imortais que viajam longas distâncias pela água, vento ou mesmo carregados pelo organismo dos seres humanos e animais.

COMER, BEBER E RESPIRAR

NA COMIDA

Você vai ao supermercado e tudo está lindamente embalado em plástico: as frutas, os vegetais, as carnes, a água, o leite e os sucos. Tudo ou quase tudo vem enroladinho em plástico-filme ou acomodado em embalagens plásticas bem-desenhadas e coloridas. Aprendemos a olhar para isso com bons olhos. Significa higiene, organização, qualidade. O que não nos damos conta é de que a embalagem plástica contém ftalatos, compostos químicos derivados do ácido ftálico, utilizado como aditivo para deixar o plástico mais maleável, como em embalagens alimentares, copos plásticos, cosméticos, sabonete líquido, shampoo, desodorante, brinquedos e mamadeiras. Já está cientificamente comprovado que os ftalatos entranham nos alimentos ou na nossa derme, chegando ao nosso organismo. Segundo estudos epidemiológicos, a migração dos ftalatos para a comida contribui de maneira significativa para o aumento de cânceres. A Comunidade Europeia proibiu o uso desse componente. Por outro lado, Brasil e Estados Unidos continuam a ignorar tal risco. Todos os dias, nós comemos e absorvemos plástico em nosso organismo.

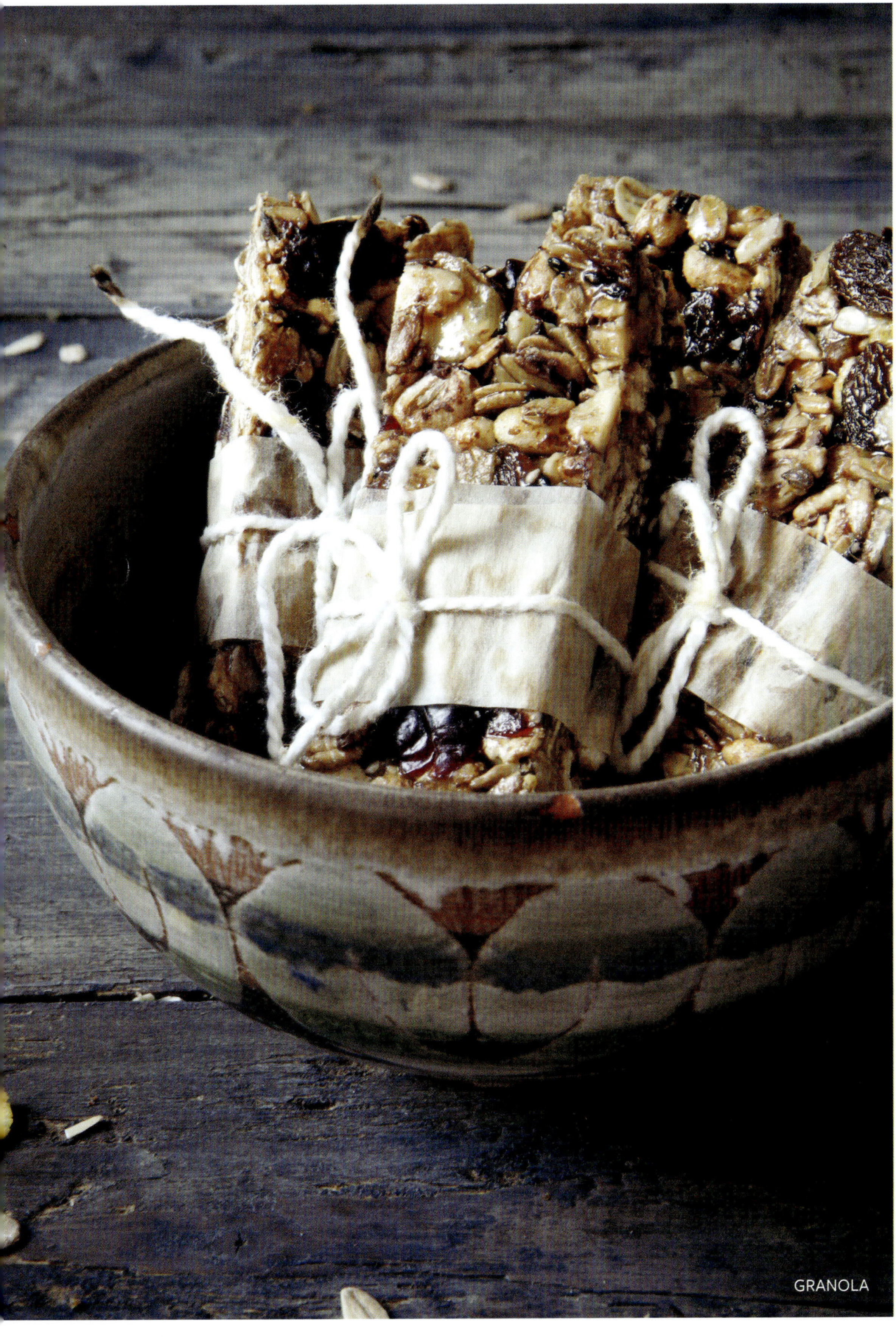

GRANOLA

Além da contaminação pelo plástico, os alimentos estão impregnados também de dioxina, produto químico de muitos processos industriais, que envolvem reações com cloro. A dioxina é liberada pela combustão na manufatura dos próprios plásticos, na produção dos pesticidas, do cloro, da incineração do lixo hospitalar e doméstico, e principalmente na queima de pneus e no branqueamento de papéis. Até no filtro de coar café observamos dioxina. Ela se acumula na gordura dos seres humanos e dos animais e leva muito tempo para ser eliminada. A substância tem ação teratogênica (alteração fetal) comprovada. A exposição à dioxina se dá, em grande parte, pela ingestão de carnes e laticínios. Ela é absorvida pelas nuvens, volta para a terra com as chuvas e chega aos alimentos.

Mesmo os alimentos orgânicos, cultivados sem o uso de pesticidas, não estão livres desse mal. Estudos realizados pela Organização Mundial de Saúde mostram que até bebês em fase de amamentação consomem dioxina, passada através do leite materno. Acrescente à nossa dieta diária de plásticos e dioxina, toda a gama de químicos usados no cultivo de frutas, legumes e vegetais, na preservação dos alimentos condicionados em embalagens Tetra Pak, nos corantes artificiais, no refinamento das farinhas, do açúcar, do sal. O problema é grave e complexo.

Sabemos que as toxinas derivadas de compostos industriais são camaleônicas. Elas se parecem com os hormônios produzidos pelo nosso corpo e mimetizam estes hormônios naturais. Como parasitas, envolvem as membranas celulares, prejudicando, por exemplo, receptores hormonais, causando assim várias desordens no nosso sistema endócrino. Podemos dizer que o nosso organismo, em vez de funcionar com os hormônios naturais, está funcionando com mímicos destes hormônios.

Vamos explicar melhor esse assunto: os xeno-hormônios — ou hormônios mímicos do estrogênio — são derivados da família dos fenóis (ftalatos e bisfenol-A) e estão presentes em todas as embalagens plásticas tradicionais, impregnando os alimentos. Eles são responsáveis por uma série de danos que ameaçam a homeostasia interna. Esses xeno-hormônios são moléculas que se assemelham tão bem ao estrogênio natural do corpo que danificam os receptores hormonais, reduzindo a sua produção hormonal natural.

Os estudos também comprovam que a ação acumulativa dos estrogênios ambientais contribui para a proliferação de células cancerígenas de mama e para a redução do número de espermatozoides. Embora esses estudos estejam em evidência, ainda não há uma campanha efetiva que alerte para o perigo de contaminação. Tais toxinas são chamadas de interferentes endócrinos, com comprovada atividade hormonal, pois interferem na produção, na liberação, na ligação com o receptor do estrogênio e no transporte de hormônios naturais. Estão envolvidas ainda com o ganho de peso e a sensação de inchaço, alterações no sistema reprodutivo e podem causar problemas sérios nos órgãos reprodutores, tais como endometriose, infertilidade, síndrome do ovário policístico, puberdade precoce nas meninas, câncer de mama e de próstata.

A tireoide, por exemplo, pode ser bloqueada por toxinas. Ela regula a energia do corpo como os pedais de um carro. Ou ela pisa no acelerador e nosso metabolismo está funcionando corretamente ou pisa no freio e leva a desordens como queda de cabelo, ganho de peso, cansaço, colesterol alto, unhas quebradiças e sensação de frio. Não é à toa que os remédios para regular a produção dos hormônios da tireoide estão entre os três mais vendidos no mundo.

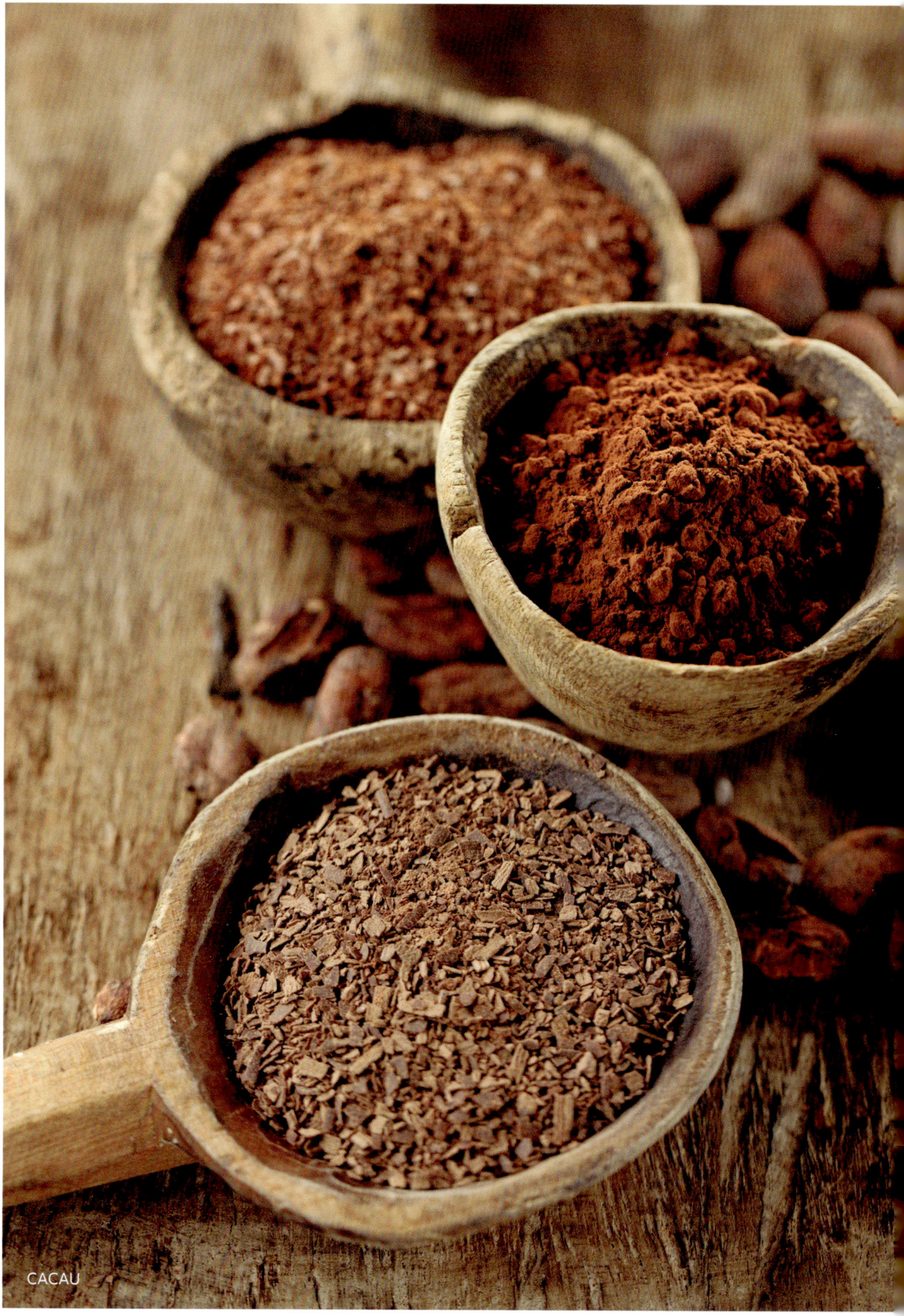
CACAU

A indústria insiste em defender a tese de que a quantidade de tóxicos que chegam aos alimentos é ínfima. Mas escondem o fato de que as toxinas trabalham lentamente e vão sendo estocadas no corpo. E, geralmente, começam a agir na meia-idade, apesar de cada vez mais crianças estarem adoecendo. Sendo assim, podemos eliminá-las naturalmente? Sim. E não. Nós possuímos um poderoso sistema de desintoxicação: fígado, rins, intestinos e sistema linfático. Se esses órgãos estiverem em excelente funcionamento, sim, eles conseguem eliminar parte das toxinas que ingerimos, mantendo a saúde. O problema é que ingerimos tantos venenos que eles ultrapassam a capacidade biológica de eliminação. Então, o que fazer? A única maneira de se proteger é se alimentar bem. E o que é se alimentar bem se tudo está contaminado? É tentar manter-se o mais próximo possível da natureza.

Quando você se deparar com uma fruta muito colorida, muito grande, muito perfeita, corra.

Falaremos mais de alimentação ao longo do livro. Mas só a título de exemplo: fuja dos transgênicos. As sementes, principalmente da soja e do milho, são alteradas geneticamente. Um estudo publicado pela revista *Food and Chemical Toxicology* mostra que ratos alimentados com organismos modificados geneticamente morrem antes e sofrem de câncer com mais frequência que os demais roedores. Quando você se deparar com uma fruta muito colorida, muito grande, muito perfeita, corra. Fuja também de: gordura vegetal hidrogenada, glutamato monossódico, sacarinas, ciclamatos, aspartame, margarina e óleos de soja. Nós, brasileiros, desde 2008, somos campeões mundiais no consumo de agrotóxicos. Para completar, tente ficar distante dos alimentos processados. Por que comer açúcar refinado, sal refinado, farinhas brancas? Opte pelo sal marinho, o açúcar mascavo, as farinhas integrais. Concluindo: não podemos escapar das toxinas, mas podemos nutrir o nosso organismo com alimentação natural e orgânica para que ele fique forte o suficiente para vencer a guerra.

NA ÁGUA

Calcula-se que a água que recebemos em casa, chamada de água tratada, contém uma série de produtos químicos, usados para deixá-la com aparência de limpa. Os dois químicos divulgados como benéficos à saúde são o cloro e o flúor. Vamos falar do flúor, tão festejado como o super-herói que combate as cáries.

O flúor é um halogênio que funciona como preservativo e anticoagulante, conhecido por causar calcificação excessiva nas artérias e ligamentos. Ele contribui para formação de cânceres e osteoporose. Um estudo do Instituto Nacional do Câncer dos Estados Unidos comparou o índice de osteoporose em duas comunidades, uma que ingere água tratada com flúor e outra que não. Na comunidade que bebia água fluorada, o índice de câncer dos ossos era de 70% contra 4% na comunidade abastecida com água sem flúor. Além de causar câncer, pode afetar o coração, os rins e os hormônios receptores.

BREVE HISTÓRIA DO CLORO

O cloro, usado em larga escala para "purificar" a água, livrá-la das bactérias e afins, acelera o envelhecimento e também ataca os ossos Destrói o equilíbrio natural das bactérias benéficas da nossa pele, que têm sua ecologia própria, que precisa ser preservada, a fim de manter a pele saudável e sua beleza associada. Sabemos, ainda, que agrava condições como rinites, sinusites e alergia nos olhos, principalmente nos olhos de crianças que nadam em piscinas cloradas. O banho quente vaporiza o cloro da água, deixando os cabelos secos, quebradiços e com queda, além de ressecar a pele. Longos banhos quentes não fazem bem à saúde.

O que fazer para se proteger? Algumas soluções seriam tomar água de nascente e utilizar filtros capazes de alcalinizar a água. Os químicos encontrados nas caixas d'agua são resistentes. Suportam altas temperaturas e, portanto, não adianta ferver a água. Filtros comuns também não são suficientes para a purificação. Não podemos esquecer que cerca de 70% do nosso corpo é composto de água. Temos obrigação de hidratá-lo com boa água, com pH alcalino. Bebendo água limpa de verdade, você já estará dando uma grande ajuda ao detox natural do sistema orgânico.

GUERRA ÀS TOXINAS: POR QUÊ? PARA QUÊ?

A comunidade científica começou a prestar atenção nas toxinas nos últimos dez anos. É um conceito novo. A incidência de doenças como câncer de mama e de próstata, fez soar o alarme. Já não havia mais como fechar os olhos. Boa parte das chamadas doenças modernas advém das toxinas. As membranas celulares, locais em que se realizam os ciclos bioquímicos do nosso corpo, ficam revestidas por um muco duro, tóxico, semelhante a um plástico. Com isso, os órgãos não são nutridos e o alimento não chega até eles. Em suma: nossos órgãos estão isolados e sufocados pelas toxinas.

× × × × ×

Passamos por um momento crucial. Salve-se quem puder. E, para se salvar, é preciso fortalecer o sistema autoimune. Por isso, é muito importante ter consciência e fazer boas escolhas na hora de se alimentar. Você não pode ser um mero joguete da publicidade e das políticas públicas equivocadas. Quanto mais pessoas inconscientes, mais fácil a manipulação. O homem contemporâneo é preguiçoso, sedentário, cede facilmente ao apelo de alimentos visualmente chamativos e ao conforto dos alimentos industrializados. Mais uma vez volta a palavra-chave: consciência. O despertar para uma nova consciência.

Um organismo completamente livre de toxinas hoje em dia é impensável. Não existe. O que temos que fazer, como já frisamos antes, é balancear o estoque de lixo e a capacidade natural de desintoxicação. Se você consegue manter esse equilíbrio, se consegue recuperar o seu ecossistema interno, vai pensar melhor, ter mais concentração, mais foco, pele saudável e um organismo funcionando bem. A pele, o cabelo, as unhas e o peso são bons indícios do nível de intoxicação. Pele manchada, com poros abertos, couro cabeludo oleoso, acne, olhos vermelhos, inchaço em torno dos olhos, olhar opaco e sem brilho, língua esbranquiçada e trêmula e gases indicam que as coisas não vão bem. Pessoas com capacidade de filtrar a sujeira através do fígado, do intestino e do rim têm uma boa pele e um cabelo saudável.

O LIXO, UM GRAVE PROBLEMA PARA O PLANETA E PARA VOCÊ

Com o aumento das populações e das indústrias, o lixo se tornou um dos grandes problemas para o mundo. São produzidos, aproximadamente, cinco quilos de lixo por pessoa semanalmente. Só no Brasil, são 240 mil toneladas diárias, de acordo com dados do IBGE.

O acúmulo do lixo produz o chorume, um líquido de coloração marrom, altamente poluente dos lençóis freáticos, e também produz metano, gás que contribui muito para o efeito estufa.

Para amenizar a tragédia do aumento do lixo para o planeta e para você, é preciso ficar atento à reciclagem.

CURIOSIDADES

→ Alimentos como soja não fazem bem à tireoide, pois inibem a enzima tireoide peroxidase, fundamental para produção hormonal.

→ Pesticidas alteram o funcionamento glandular, comprometendo o sistema autoimune. Pequenas quantidades podem ser inocentes se temos o caminho para limpá-las. Caso contrário, elas se instalam lentamente no nosso corpo.

→ Análises em peixes e pássaros indicaram altos níveis de pesticidas e DDT.

→ A intoxicação crônica por metais pesados é muito mais frequente do que se imagina.

→ Alumínio, metal contido em panelas, utensílios domésticos, cosméticos, perfumes (o desodorante é o que mais contém alumínio!), embalagens Tetra Pak e papel-alumínio, quando em altas doses, é extremante neurotóxico e pode levar a doenças degenerativas. Pesquisas recentes comprovam a relação entre casos de mal de Alzheimer e altas concentrações de alumínio no cérebro.

→ A exposição ao arsênico dos cigarros pode acarretar coceiras, arritmias e sensação de queimação.

→ Cádimo pode levar à osteoporose. É encontrado em porcelana dentária e pastas de dentes, tintas, esmaltes, tecidos, borracha e gasolina.

→ O mercúrio, encontrado em pesticidas, em embalagens, em amálgama dentário, em baterias, em termômetros, em vacinas, em peixes e em frutos do mar, deposita-se no sistema nervoso central e pode provocar desordens, como depressão, irritabilidade, alterações no sono, tremor nos dedos, falta de memória, fadiga, fibromialgia e esclerose múltipla, além do aumento da glicose.

→ É importante solicitar a dosagem de metais pesados no corpo através de exame de sangue ou pelo cabelo (mineralograma).

→ O café servido quente em copos de plástico se torna extremamente tóxico, assim como as embalagens plásticas em micro-ondas liberam compostos químicos como a dioxina. Estudos coordenados pela dra. Sherry Rogers mostraram que o leite materno apresentava até 18 vezes mais dioxina do que o nível considerado aceitável pela OMS.

→ Cuidado com os aditivos, como aspartame, ciclamatos, sacarina, acessulfame K e ácido benzoico. Eles conferem sabor aos alimentos sem qualquer propósito nutritivo e possuem efeitos tóxicos graves, podendo causar cânceres, alergia e hiperatividade. Não são totalmente digeridos pelo organismo, nem eliminados do corpo.

→ Temos de ler os rótulos do que estamos comprando. As pessoas que não os leem podem comer veneno.

COMECE A FAXINA

O QUE COMER? COMO COMER? POR QUE COMER?

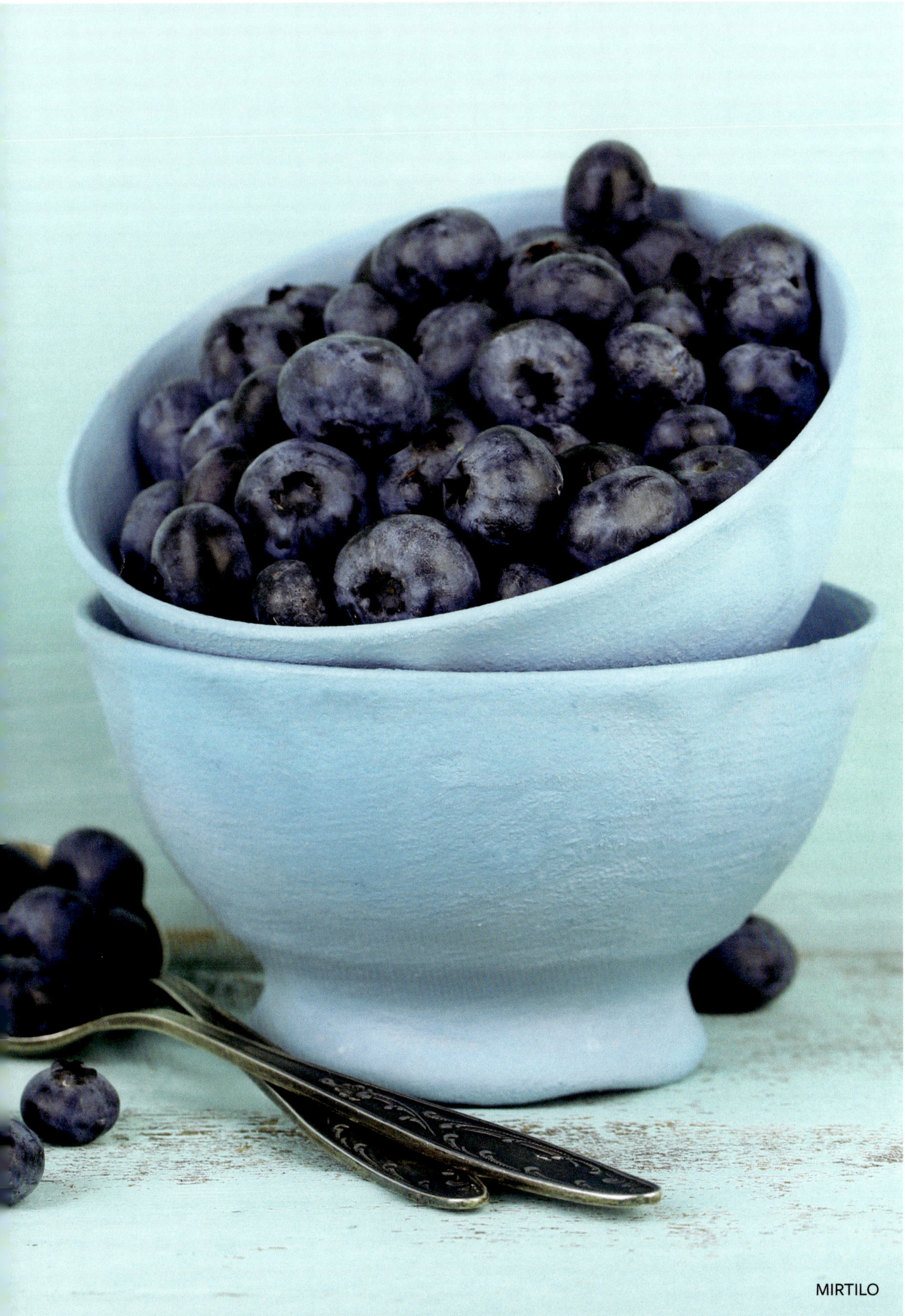

MIRTILO

Hipócrates, o pai da medicina, já dizia: "Que teu alimento seja teu remédio e teu remédio seja teu alimento." Comer bem é saúde. Uma coisa não existe sem a outra. De nada adianta seguir uma dieta de desintoxicação por uma, duas semanas e, em seguida, retomar velhos hábitos. O que comer? Como comer? Por que comer? Temos que mudar a nossa consciência alimentar e tratar a comida como fonte de vida, não apenas como fonte de prazer. Isso não significa deixar de ter prazer com o que se come. Significa mudar o foco. O prazer de comer tem que ser indissociável do bem-estar, da energia, da vitalidade e da leveza. Quem se alimenta bem de verdade não sofre depois das refeições.

Uma boa maneira de começar a mudar o padrão alimentar é começar uma dieta detox. Toxina clama por toxina. Ou seja: se o corpo está intoxicado, ele vai pedir mais e mais alimentos tóxicos, tal como um viciado que precisa da droga. Quando falamos de detox, estamos falando de mudar paradigmas, promover pequenas mudanças com grandes resultados. É importante mudar o nosso referencial para conseguir mudar a nossa realidade.

Quem encara um programa detox certamente vai pensar melhor, ter mais foco, mais libido, mais disposição, mais motivação. Isso não é mito. Muitas vezes, a letargia, a depressão, a tristeza estão associadas à toxidade do organismo.

A ideia é pensar em como podemos ajudar o metabolismo para que o corpo elimine os venenos estocados. O foco passa a ser a renegeração, a revitalização, a limpeza e a nutrição do sistema orgânico. Assim como a nossa mente precisa de descanso, os nossos órgãos também necessitam descansar. Como fazer isso? Encarando uma dieta que privilegie o baixo consumo de energia para a digestão, comendo aquilo que o corpo digere e elimina com facilidade.

Em primeiro lugar, falemos das enzimas. Elas são proteínas catalisadoras, absolutamente necessárias para o organismo. São a fonte de vida dos alimentos. São responsáveis pela digestão, absorção e decomposição de alimentos. Existem aproximadamente cinco mil tipos de enzimas produzidas pelo corpo. Porém, hábitos equivocados podem esgotá-las, tais como comer tudo muito cozido, ingerir poucos alimentos crus, uso exagerado de álcool, excesso de agrotóxicos, estresse e medicamentos.

A perda enzimática acarreta problemas gastrointestinais: má digestão, azia, flatulência, gases e disbiose. São os primeiros passos para doenças mais comprometedoras se instalarem. Quem tem aparelho gastrointestinal saudável tem saúde. Pense nas enzimas, coma mais e mais alimentos crus. Esta é a primeira premissa de uma dieta desintoxicante.

O suco gástrico é responsável por ativar as enzimas digestivas e o ácido clorídrico proporciona uma boa digestão. Pessoas que têm o hábito de usar antiácidos prejudicam muito sua função digestiva ao inibir a produção de suco gástrico que, por sua vez, inibe a produção enzimática. Quanto mais antiácido, pior a digestão. O ideal é entender o corpo, os porquês da incômoda azia. Ela acontece quando o ácido gástrico reflui para o esôfago, que tem um pH alcalino e que reage desfavoravelmente com a acidez do pH do estômago. Para evitá-la, algumas providências podem ajudar: não coma demais, evite tabaco, álcool e tomar muito café, e não vá para a cama de barriga cheia, fazendo a última refeição pelo menos duas horas antes de dormir.

Quem tem aparelho gastrointestinal saudável tem saúde. Pense nas enzimas, coma mais e mais alimentos crus.

× × × × ×

Vamos falar agora das proteínas animais. Durante a dieta detox, esqueça as carnes. Elas contribuem para acidificar o pH do corpo. Além disso, a proteína animal, por não possuir fibras, devido ao alto índice de antibióticos e hormônios artificiais, diminui a formação das fezes, levando à constipação intestinal e, consequentemente, à retenção das toxinas.

Na dieta detox, corte também os laticínios. Nada de leite, queijo, manteiga ou iogurte. Os laticínios promovem a formação de muco, que fazem as fezes "colarem" no intestino, dificultando a eliminação. Em um processo de desintoxicação, queremos exatamente amolecer o muco para eliminá-lo. Ao longo da vida, o muco vai formando um tubo plástico no intestino, alterando a absorção dos alimentos e a permeabilidade intestinal, permitindo a entrada de substâncias tóxicas para a circulação, promovendo alergias e doenças autoimunes, como a artrite reumatoide.

× × × × ×

Os médicos orientais incluem jejuns nas dietas de detox, para que os órgãos fiquem em total repouso e os sentidos, em alerta. É sabido que uma alimentação que pesa no estômago pesa também na inteligência. Uma digestão ruim é sinônimo de letargia mental. O jejum promove o descanso total das vísceras e deixa a mente acordada, além de diminuir o apego à comida.

O jejum é muito importante para a purificação, para a eliminação das toxinas físicas, mentais e espirituais. Ele nos ajuda a conhecer outra dimensão da nossa energia. Às vezes, são necessárias práticas mais radicais para demovermos o corpo dos vícios. Ficando sem comer apenas um dia, você pode ajudar o seu corpo a eliminar várias substâncias indesejáveis pelo processo de autofagia, que é a desintoxicação. Não é à toa que os jejuns fazem parte dos ritos religiosos. À medida que o corpo vai se limpando, a aparência física melhora, as funções fisiológicas são reguladas, dormimos melhor, ficamos mais atentos e mais concentrados.

× × × × ×

O que comer durante o processo? Estamos tão acostumados ao falso conforto das comidas industrializadas que, quando alguém nos fala de alimentação saudável, só pensamos em saladas e frutas. Uma comida detox pode ser gostosa. Isso implica uma vasta sabedoria culinária e o uso de ervas, temperos naturais, combinação de alimentos. Temos que ser muito fiéis aos orgânicos e aos alimentos integrais no programa detox. Diga não aos refinados, aos processados, aos farináceos, ao açúcar, aos produtos diet, aos refrigerantes, à carne vermelha. Você está limpando o seu corpo. Então não pode sujar. Certo?

Daí para frente, a imaginação deve fluir. No fim deste capítulo, há um cardápio para estimulá-lo a entrar no mundo da comida natural. Mas, antes disso, vamos pensar juntos para construir uma consciência alimentar. Existe hoje um conceito muito interessante em voga, o conceito da alimentação funcional. Ou melhor: a nutrição com foco na regulação do metabolismo, a alimentação que cura. A ideia é pensar: esse alimento serve para quê?

Por que o arroz integral? Porque melhora a função intestinal, contém selênio, coenzima Q10, flavonoides e ácido lipoico, que protege contra infecções bacterianas e virais. A banana ajuda a controlar a TPM e é uma excelente fonte de potássio. A cenoura é boa para a pele e para a visão. O açaí retarda o envelhecimento. Quinoa é imunoestimulante e contém oito aminoácidos essenciais que o corpo não produz. Feijão é fonte de ferro e proteína. Vegetais e frutas, como maçã, brócolis, repolho, couve-flor, couve-de-bruxelas e nabo possuem a molécula 3 indol carbinol, que diminui a probabilidade de desenvolvimento de cânceres. Esses alimentos devem ser ingeridos pelo menos duas vezes por semana.

A lista de alimentos benéficos é imensa. Vivemos a era da informação. Contamos com a internet. Pesquise e saiba o que você está comendo. Seja responsável pela sua alimentação. Um bom azeite contribui para a formação da boa gordura no corpo. O abacate também ajuda a elevar o bom colesterol e ainda é uma boa fonte de proteína vegetal. Frutas secas melhoram a função excretora. Água de coco hidrata e ajuda o organismo a se equilibrar. Tomate e goiaba protegem o corpo do estresse oxidativo dos radicais livres graças ao licopeno, um poderoso antioxidante com propriedades anti-inflamatórias. Folhas verdes escuras são ricas em ácido fólico e cálcio.

Fique de olho também nos radicais livres. Eles são compostos instáveis gerados pelo nosso metabolismo — se originam por parte do oxigênio inspirado pela cadeia respiratória e reagem com moléculas estáveis do nosso organismo, desestabilizando-as até que percam sua função. Outras fontes de radicais livres são as radiações, metais tóxicos, agrotóxicos, álcool, tabaco e estresse. Ainda podem oxidar as membranas celulares e lesar o DNA, inativando essas células. Multiplicam-se em cascata e são responsáveis por quase todas as doenças crônicas degenerativas. Por isso, devemos incluir diariamente alimentos que contenham altos índices de antioxidantes para inibir a sua formação. Existe hoje um índice chamado Oxigen Radical Absorbance Capacity (ORAC), que mede a capacidade antioxidante dos alimentos. Quanto maior o índice, maior o poder do alimento de neutralizar radicais livres. Destacamos alguns alimentos ricos em antioxidantes, dosados em cada 100g:

FRUTAS:

Açaí (185)
Cereja (670)
Uva vermelha (739)
Laranja (759)
Ameixa (949)
Framboesa (1220)
Morango (1540)
Amora preta (2036)
Mirtilo (2400)
Uva-passa (2400)
Romã (2860)
Goji berry (25.300)

VEGETAIS E LEGUMES:

Couve-flor (390)
Cebola (450)
Pimenta vermelha (710)
Beterraba (840)
Broto de alfafa (930)
Brócolis (890)

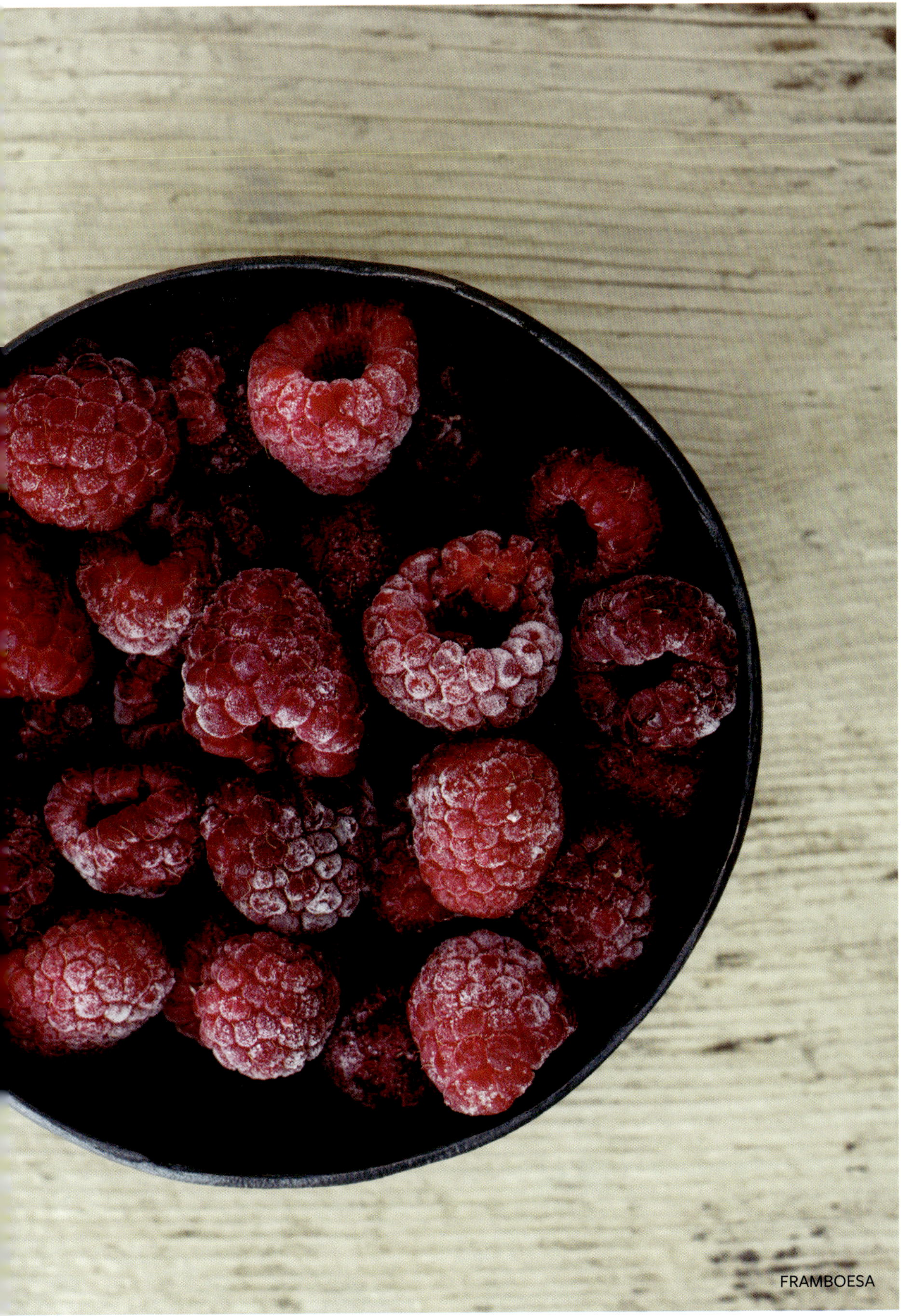

FRAMBOESA

× × × × ×

Aprender é, de fato, divertido: a linhaça ajuda na prevenção das diabetes. Aveia auxilia no controle do colesterol. Ovo caipira possui colina, que incrementa a memória, e albumina, melhor fonte de proteína para o organismo humano. Alcachofra favorece a flora intestinal. Shitake é imunoestimulante. O alho favorece o controle da pressão arterial. O limão contribui no equilíbrio do pH do corpo. Nozes, colágeno e salmão são alimentos para o cérebro. Cebola ajuda a fortalecer as artérias do coração. Sardinha ajuda a diminuir doenças cardiovasculares por ter muito ômega 3. Cevadinha reduz a pressão arterial e também o colesterol ruim. O açafrão da terra, conhecido como curry, é um poderoso anti-inflamatório. Maçã, por sua vez, controla o açúcar no sangue.

As possibilidades de cura dos alimentos são infinitas. Comer com o foco da saúde muda a qualidade de vida. É o princípio da autocura. Você como seu próprio médico. Não se trata de apenas seguir um cardápio e, sim, de entender a alimentação como fonte de energia, vitalidade e juventude. Tudo com bom senso: não precisa abolir a carne do seu dia a dia, por exemplo, desde que opte pela carne de boa qualidade e diminua a quantidade. A proteína animal inibe a oxigenação das membranas celulares, prejudicando a absorção dos alimentos e levando a doenças como a arteriosclerose. Também não adianta ser vegetariano se não consome proteínas vegetais, encontradas na quinoa, no feijão azuki, no feijão preto, no nabo fermentado, na umeboshi, nos cogumelos, no brócolis, no espinafre, no abacate, nas ervilhas, na cevada, nas lentilhas, no arroz integral, no grão-de-bico, nas nozes, nas amêndoas, no pistache, nas sementes de linhaça, de chia, de girassol e de gergelim. Germinados são imprescindíveis como fonte de proteína. Vegetariano que vive de farinhas não é mais saudável do que quem come carne.

× × × × ×

Durante o detox, nada de derivados do leite. E, na vida, você deve reduzir o consumo de leite. É um alimento de difícil digestão, principalmente para aqueles que têm intolerância à lactose ou sintomas como distensão abdominal, gases, aerofagia, acidez. É bom restringir os queijos, mas não é preciso eliminá-los da alimentação. Substitua-os, pelo menos no café da manhã, por queijos de macadâmia, nozes, castanha-de-caju, castanha-do-pará ou amêndoas.

Faça uma experiência, uma receitinha simples e infalível. Ao acordar, tome um copo de água morna com suco de 1 limão. Isso deve ser a primeira coisa a ser instituída na nossa rotina. A água morna com limão ajuda a alcalinizar o pH do corpo. Só se alimente depois de, pelo menos, 20 minutos, tome um suco verde, coma frutas e beba mais água. Se tiver fome, coma aipim, batata-doce ou tapioca. Não coma gorduras nem aditivos químicos de manhã, pois você veio de um período de desintoxicação da noite por ficar várias horas em jejum. Você deve ajudar seu corpo a completar esta função de desintoxicar durante a manhã. É preciso evitar combinar carboidratos complexos e proteína na mesma refeição. No almoço, arroz e leguminosas (tipos variados de feijões) com verduras e saladas e, se optar por massa, dê preferência às massas sem glúten, com molho de cogumelos ou tomate. Se optar por proteína, coma com saladas e verduras. Assim, você proporciona ao corpo uma digestão com menos gasto de energia, descanso para os órgãos e ativação dos sentidos. Após alguns meses, sua saúde e seu metabolismo serão outros.

Ao acordar, tome um copo de água morna com suco de 1 limão. Isso deve ser a primeira coisa a ser instituída na nossa rotina.

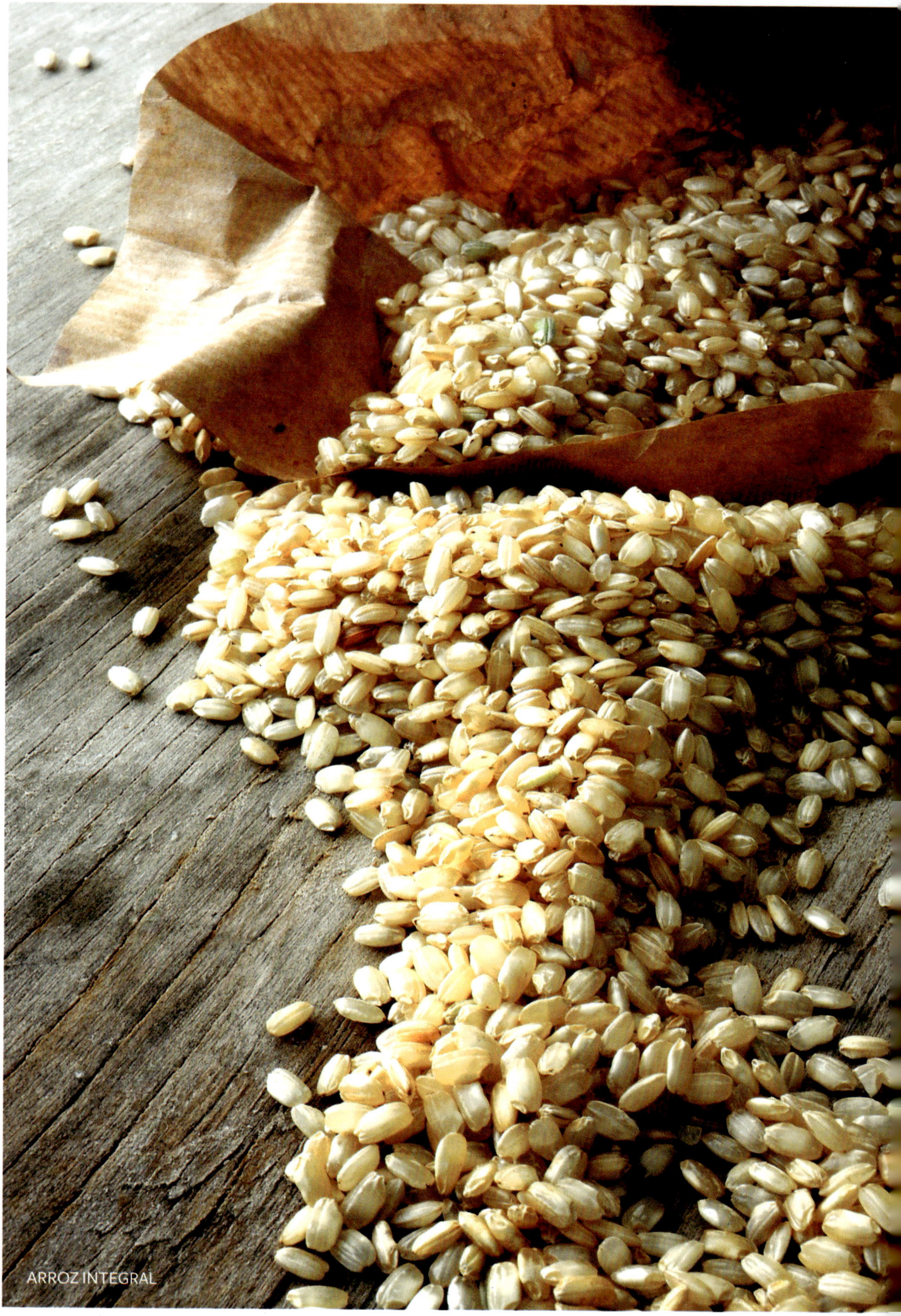

ARROZ INTEGRAL

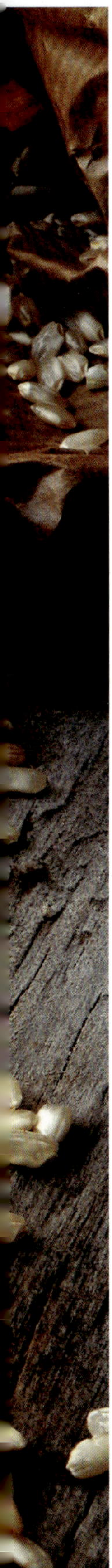

O QUE NÃO COMER

Agora vamos fazer uma lista das coisas não recomendáveis: farinha de trigo refinada, açúcar refinado e sal refinado.

No processo de refinamento das farinhas, retira-se o gérmen e a casca do grão integral, onde estão presentes seus nutrientes. Assim, os nutrientes transformam-se em amido no sangue, com alto índice glicêmico e sem função nutricional. Dessa forma, devemos priorizar açúcares de absorção mais lenta, como mascavo, mel, canela e produtos integrais.

O glutamato monossódico é um aditivo químico que realça o sabor e é encontrado em queijo ralado, molho shoyu, temperos prontos para sopa e macarrão, biscoitos, produtos congelados, comidas japonesa e chinesa e no bacon. Ele engana as papilas gustativas, provocando um sabor diferente conhecido como *umami* ("delicioso", em japonês), e compete com receptores do ácido glutâmico, um aminoácido que o corpo usa como transmissor de impulsos nervosos no cérebro e em outras partes. O glutamato provoca disfunções nos receptores, por excesso de estímulo, e pode ocasionar alterações neurológicas, como Alzheimer, enxaquecas, formigamento, arritmia cardíaca, obesidade e danos oculares.

Ciclamatos e aspartame, adoçantes artificiais, carnes processadas e embutidas, como salames, presuntos e salsichas, margarina e refrigerantes são alimentos altamente tóxicos, que estimulam doenças. Por isso, são perigosos para a saúde. Basta um copo de refrigerante para arruinar o pH do corpo, deixando-o ácido. Você precisaria de trinta copos de água alcalinizada para neutralizar a acidez de um copo de refrigerante.

Há estudos que indicam que os alimentos diet atingem diretamente o nosso sistema neurológico.

Gordura vegetal hidrogenada contém grande parte da gordura trans — uma das grandes vilãs dos nossos tempos. A gordura trans é absolutamente danosa para o nosso sistema e está presente nas frituras, nos salgadinhos,

Gordura vegetal hidrogenada contém grande parte de gordura trans — uma das grandes vilãs dos nossos tempos. A gordura trans é absolutamente danosa para o nosso sistema e está presente nas frituras, nos salgadinhos, em alguns biscoitos recheados, nos bolos industrializados, nos empanados, como nuggets, nos sorvetes, nas carnes de hambúrguer, nos congelados, nos produtos de panificação, como croissant, pão doce e folhados, na pipoca e nas margarinas.

O ideal é evitar todos esses produtos, pois estudos comprovam que essa gordura é altamente cancerígena. Não é coincidência o aumento de câncer infantil. Óleos de melhor qualidade são prensados a frio, mantêm as propriedades e não se transformam em ácidos graxos trans. Os óleos vegetais, submetidos à alta pressão, ao calor e à luz para aumentar a durabilidade, oxidam. Pelo processo de hidrogenação, passam do estado líquido para o estado sólido de gordura com consistência firme. O alimento que mais contém gordura trans é a margarina.

Hoje, a margarina não passa mais pela hidrogenação, mas é composta por gorduras interesterificadas, ou seja, obtidas a partir da mistura de óleo vegetal totalmente hidrogenado e óleos vegetais líquidos. Nem em temperatura ambiente ela se torna líquida.

× × × × ×

Leia os rótulos das embalagens, pois sua saúde depende do que está contido neles. Tudo que contém gordura hidrogenada tem gordura trans. Se pessoas que sofrem de dores crônicas como enxaqueca e dores articulares e que necessitam de anti-inflamatórios mudassem a alimentação, provavelmente, não precisariam de tantos remédios.

× × × × ×

Outro inimigo a se combater é o açúcar refinado. Você sabe quantos quilos de açúcar o brasileiro consome por ano? Cinquenta quilos. O aceitável pela OMS são 18 quilos. Opte pelo açúcar mascavo ou demerara, ou, simplesmente, substitua por mel, canela ou stevia. A canela adoça e é muito mais saudável. O açúcar branco é um produto químico sem nutrientes e com muitas calorias, sendo totalmente desnecessário ao organismo. Devido à sua acidez, desmineraliza o organismo, que necessita retirar minerais como cálcio e magnésio dos ossos, além de esgotar vitaminas do complexo B, e nos deixa sem energia a longo prazo. Também alimenta a cadeia de fungos, como cândida intestinal e vaginal.

Segundo pesquisas do cirurgião gástrico japonês Hiromi Shinya, autor do best-seller *Viver sem adoecer* e professor da Universidade Albert Einstein, nos Estados Unidos, devemos consumir 85% de alimentos de origem vegetal e 15% de origem animal, privilegiando os peixes. Mastigar muito bem os alimentos, 40 a 70 vezes por porção, é muito importante para facilitar a digestão e estimular as enzimas digestivas. Nossas escolhas são feitas de hábitos. Isso não significa que não podemos cometer o pecado da gula de vez em quando. Não há nada de errado em saborear um bom bife ou um bom queijo. O importante é criar uma rotina saudável para que o nosso corpo tenha enzimas suficientes para "perdoar" os pecados esporádicos.

Os alimentos devem ser sempre frescos. Não consuma alimentos oxidados, escurecidos pela exposição ao oxigênio do ar — por exemplo, aquela maçã que você guardou descascada na geladeira. Alimentos oxidados contêm muitos radicais livres. Temos um sistema endógeno antioxidante que enfraquece depois dos quarenta anos, idade em que normalmente começam a aparecer as doenças decorrentes do nosso estilo de vida inadequado. Fique atento para alimentos que oxidam nossas células com facilidade: frituras e leite. Eles aumentam a quantidade de radicais livres no seu organismo.

Não faz sentido depender do leite para se ter cálcio. O cálcio contido nas verduras de cor verde-escura é mais facilmente absorvido e deve ser combinado com magnésio, vitamina D e vitamina K para sua melhor assimilação.

Quanto aos óleos, o ideal para o consumo são o de coco, de linhaça, de gergelim e o azeite de oliva extravirgem, com acidez menor possível. São esses óleos que apresentam os melhores benefícios ao corpo. A qualidade das gorduras e lipídeos é muito importante, pois elas protegem as membranas celulares, que são como a nossa pele ao separar a célula do meio externo. As gorduras são parte integrante dessas membranas e são facilmente agredidas por gorduras hidrogenadas, oxidação do colesterol, álcool, açúcar, carnes, fumo e outros compostos tóxicos que prejudicam a absorção de nutrientes por meio dos seus poros, comprometendo nossa saúde. Experimente cozinhar com óleo de coco e troque, definitivamente, o óleo hidrogenado. Você verá mudanças para melhor em suas taxas de colesterol. É recomendável ainda tomar um copo de água de coco todos os dias e comer a polpa da fruta.

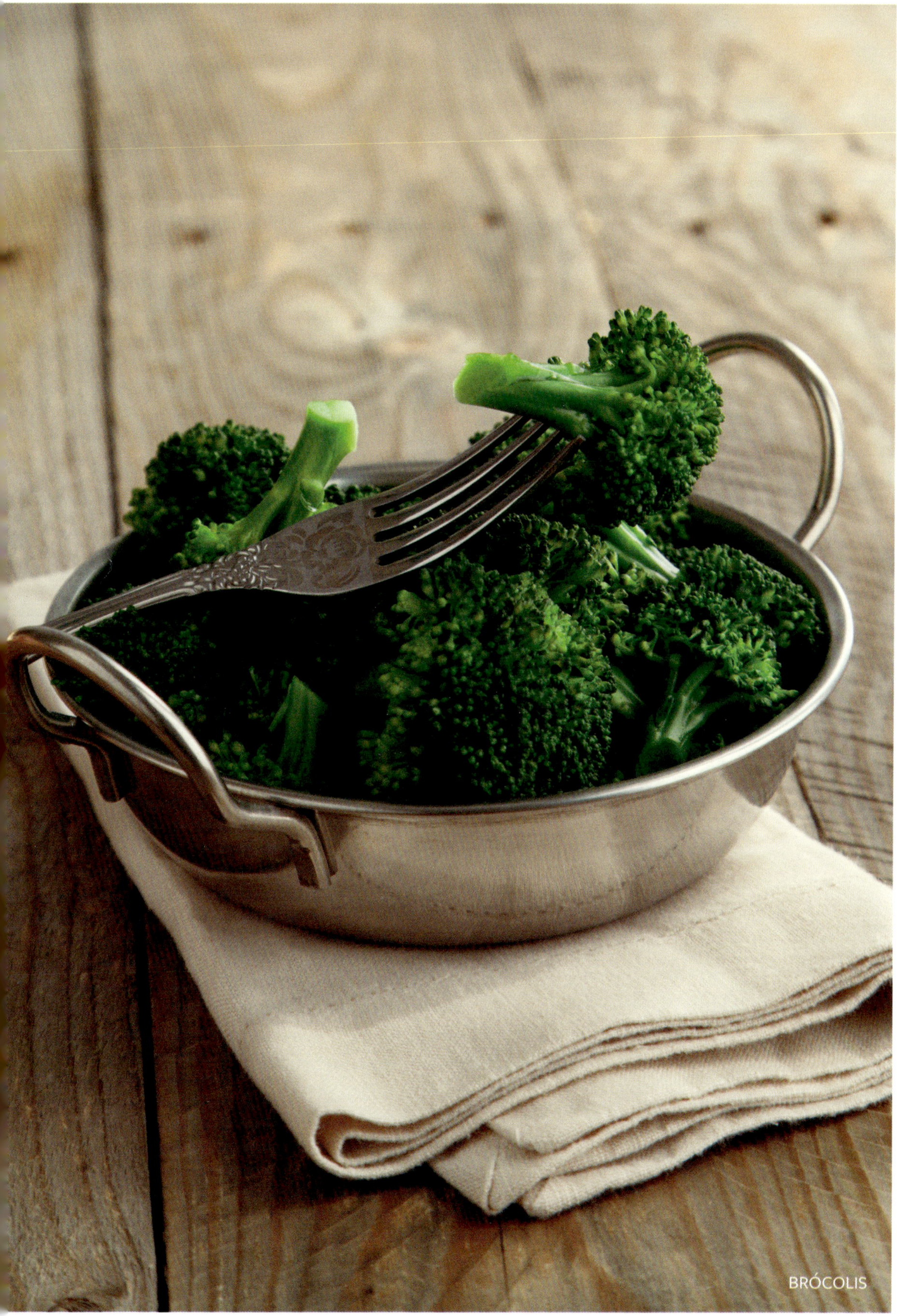

BRÓCOLIS

Os alimentos funcionais são excelentes porque, além de melhorarem a saúde, protegem nosso corpo de doenças ambientais. É comprovado que o teor de proteção desses alimentos contra os radicais livres é maior que o de algumas vitaminas. Consuma cereais integrais, quinoa — considerada como um dos melhores cereais do mundo —, amaranto, triguilho, aveia, fubá e germe de trigo nas mais diversas formas. Também inclua na sua rotina leguminosas, produtos ricos em iodo, como peixes de alto mar e algas marinhas, que ativam o metabolismo da tireoide. São ricos em ômega 3, uma gordura fundamental para o bom funcionamento do cérebro e coração, para a ativação da memória, das sinapses nervosas, para a proteção do coração e diminuição das inflamações do corpo, afinando o sangue e reduzindo as doenças vasculares. Para quem não come peixe, é importante ingerir alimentos e substâncias com ômega 3, como óleo de linhaça.

Um ovo não orgânico tem 16 vezes mais ômega 6 do que ômega 3. No entanto, a proporção ideal é de um ômega 6 para cada três ômega 3.

O ômega 6 também é uma gordura favorável ao organismo na melhora de funções, como no eczema da pele, no fortalecimento do cabelo e dos ossos, desde que esteja em equilíbrio com o ômega 3. Muitos alimentos que ingerimos contêm ômega 6, essa relação se desestabiliza e causa o aumento do grau de inflamação do corpo, assim como aumenta a dor crônica, contribui para o entupimento dos vasos e pode contribuir para a formação de trombos, engrossando o sangue. O ômega 6 é encontrado em quase todos os alimentos, principalmente em carnes intoxicadas e óleos hidrogenados contidos em quase todo tipo de comida. Um ovo não orgânico tem 16 vezes mais ômega 6 do que ômega 3. No entanto, a proporção ideal é de um ômega 6 para cada três ômega 3.

A diferença entre consumir peixes e outros tipos de carne é considerável. A gordura do peixe tem uma temperatura mais baixa que a do ser humano e, quando entra no organismo, é mais facilmente assimilada. Já a gordura saturada das carnes vermelhas e frangos tem uma temperatura mais elevada que a nossa e endurece ao entrar no nosso corpo, diminuindo a fluidez no sangue e levando aos temidos entupimentos das veias, as conhecidas tromboses.

Fibras, nozes, sementes de gergelim, girassol, linhaça e verduras como brócolis, repolho, nabo, couve-flor e alcachofras são alimentos que também diminuem os radicais livres, evitando o câncer. Frutas, principalmente abacate e banana, e azeite extravirgem devem ser consumidos ao menos três vezes na semana.

O ser humano está adormecido e a situação é dramática. Temos de acordar, despertar e nos tornar responsáveis pelo que comemos. A questão é: desintoxicar ou morrer? Qual é a escolha? Traçamos até aqui o *beabá* da boa alimentação. Não existe uma dieta universal, que sirva a todo mundo. Cada organismo tem sua especificidade e suas necessidades.

ALGUNS SUPERALIMENTOS QUE DEVEMOS INCLUIR COMO SUPLEMENTOS

Goji berry: fruto oriundo do Himalaia, contém 19 aminoácidos, 21 traços minerais, incluindo o germânio, mineral anticancerígeno, muito raro em outros alimentos. O germânio é rico em ácidos graxos essenciais, importantes para a produção hormonal e para o bom funcionamento do cérebro, além de acalmar o sistema nervoso. O gojiberry contém ainda betaína, que ajuda o corpo a produzir colina, também calmante para o sistema nervoso, boa para a memória e para a proteção contra doenças do fígado e do coração.

Chia: a semente era parte da dieta dos astecas e dos maias, consumida desde 3.500 a.C. Apresenta alta concentração de ômega 3, vitaminas C e E, cálcio, fibras, ferro, folatos e magnésio. O maior segredo da chia é a presença de ácido cinâmico, que protege contra a oxidação. A semente é importante fonte de proteína e aminoácidos essenciais. Quando digerida, forma um gel que descola os dejetos intestinais da mucosa, facilitando a evacuação.

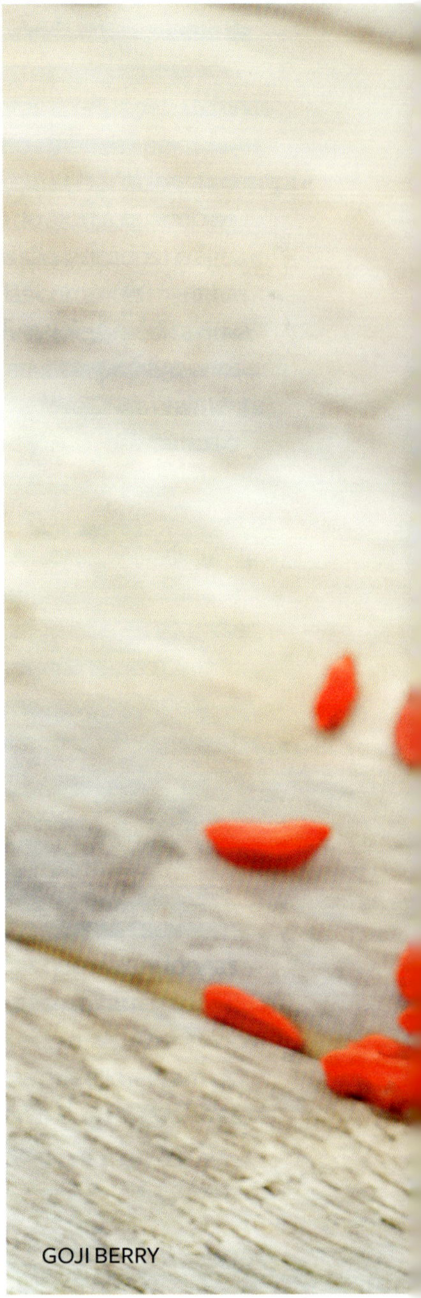

GOJI BERRY

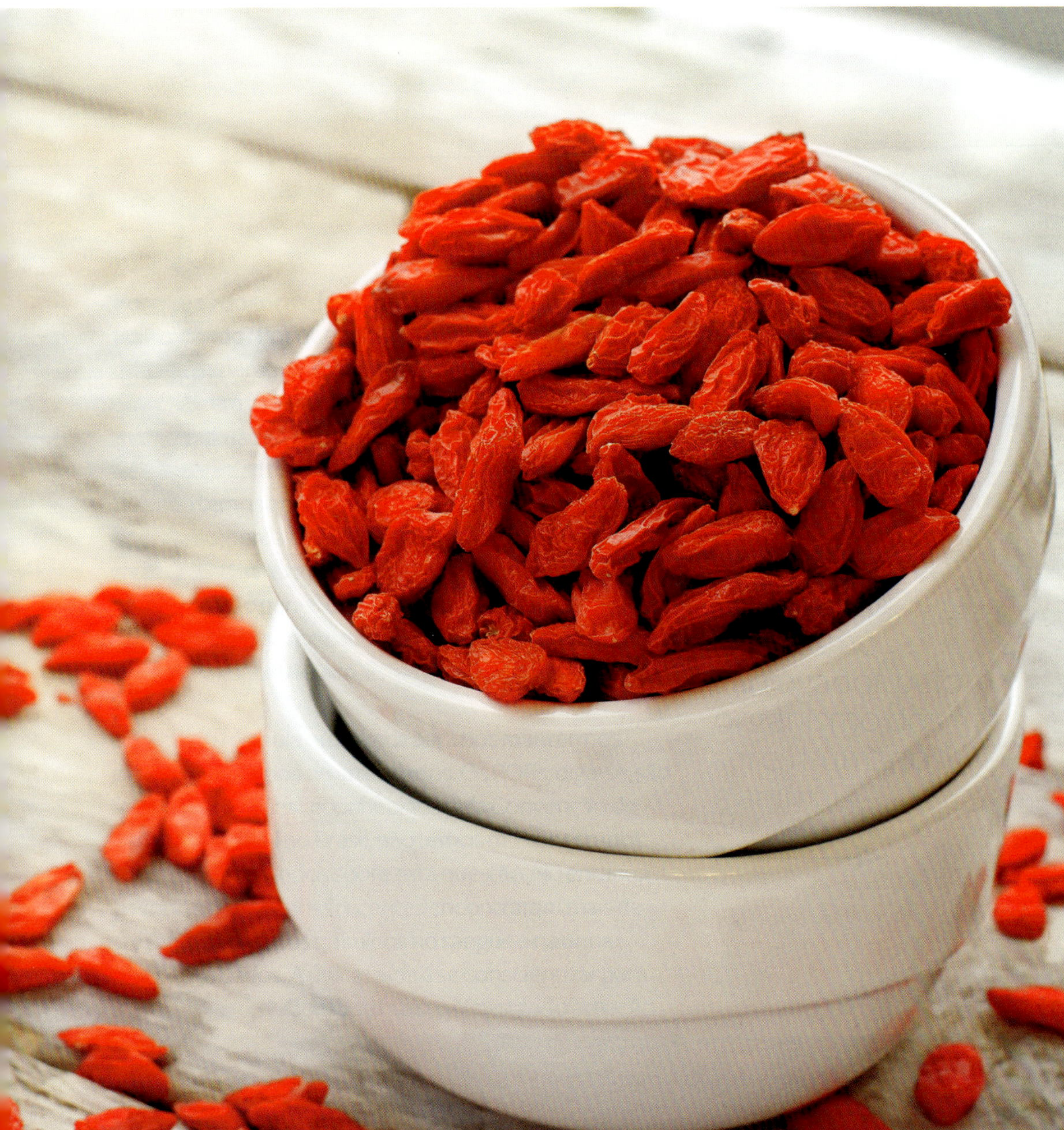

Cogumelo chaga siberiano: cultivado nas florestas de bétulas brancas da Sibéria, reconhecidamente uma das mais antigas plantas medicinais. É apontado como o rei delas, praticamente uma dádiva da natureza. O cogumelo pode ser usado tanto para benefício da saúde geral, longevidade e beleza, como para doenças mais graves. Contém fitoquímicos imunoestimulantes e mais de 215 fitonutrientes. Em quarenta anos de pesquisa e com mais de 1400 publicações de pesquisas clínicas e científicas, verificou-se que existem 150 espécies de cogumelos que inibem o crescimento de diferentes tipos de tumores e o chaga é uma delas. É anticancerígeno e combate inflamações virais e bacterianas. Apresenta o mais alto índice antioxidante entre todos os alimentos.

Spirulina: É uma microalga ou cianobactéria chamada de alga azul, composta por 60% de proteínas e rica em vitamina B12, zinco, cobre, ferro e selênio. Existem estudos que a classificam como anti-histamínico, por ajudar a melhorar quadros de alergia. Ainda é útil no combate aos triglicerídeos e reduz o colesterol ruim.

Recomenda-se 1 colher de sopa diária em sucos e sopas.

Clorela: Uma alga verde de água doce. É uma das formas mais antigas de vida e existe há cerca de 2,5 bilhões de anos. Por ser muito rica em clorofila, é indicada na correção de anemias por falta de ferro. Possui 60% de proteínas e todos os aminoácidos. É muito rica em vitaminas B12, C, E e minerais. Suas propriedades desintoxicantes ajudam o corpo a eliminar metais pesados das células. É um excelente suplemento alimentar para incluir em sucos ou tomar em cápsulas, todos os dias, principalmente para vegetarianos, pela alta concentração de vitamina B12.

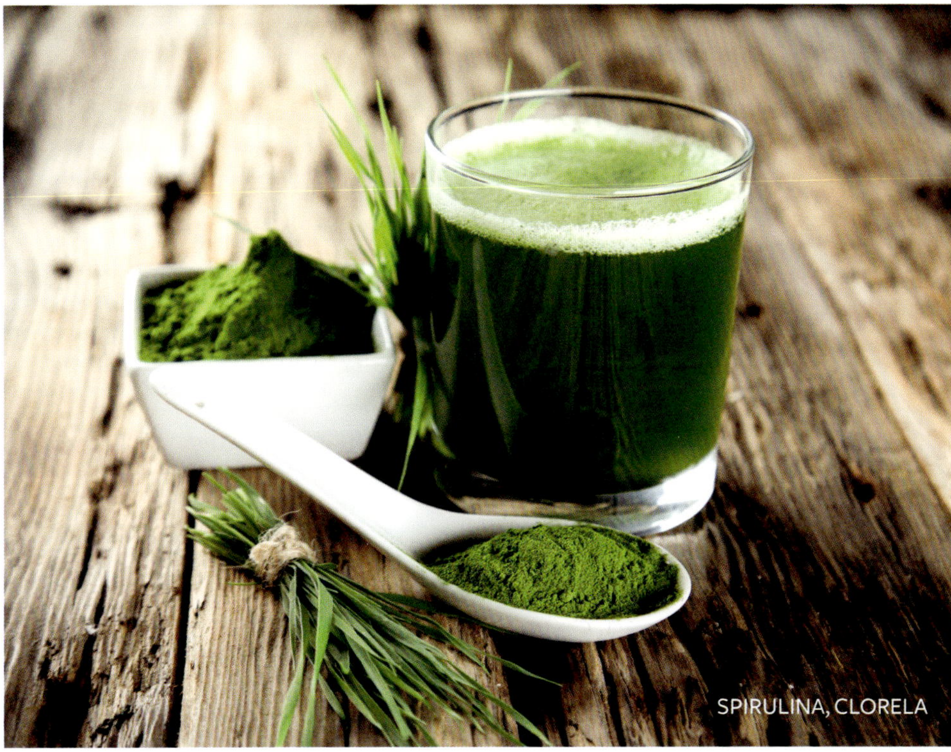
SPIRULINA, CLORELA

Astragalus Membranaceus: É considerada uma erva chinesa adaptógena. Isto é, auxilia o metabolismo a se proteger de agressões de nível físico, mental e emocional, reduzindo os efeitos deletérios do estresse sobre o corpo. Ajuda o sistema imunológico a multiplicar glóbulos brancos, aumentando as defesas do corpo. Há 5 mil anos, somente o imperador da China e sua corte faziam uso dessa planta pelo efeito rejuvenescedor. Ela retarda a diminuição dos telômeros dos cromossomas, garantindo seu efeito anti-idade. Quem não pertencesse à corte e utilizasse a planta era condenado à morte.

Jiagulan: Também denominada de erva da imortalidade, ginseng do sul ou erva milagrosa, é uma espécie de trepadeira da Ásia, utilizada pelos povos das montanhas da China e do Vietnã como erva da longevidade. Devido à sua comprovada ação antioxidante, diminui a oxidação do colesterol e aumenta o colesterol protetor. Acelera a atividade dos linfócitos T, agindo como um inibidor tumoral. Deve ser tomada em chá, duas vezes ao dia.

DICAS DA SABEDORIA ALIMENTAR

→ Coma pouca carne vermelha e pouco frango.

→ Anote uma boa forma de calcular a quantidade de proteína necessária por dia: um grama por quilo é o mínimo indicado. Se você pesa 60kg, 60g de proteína ao dia são suficientes.

→ Coma mais grãos por dia: arroz, quinoa, granola, amaranto, pão integral, e leguminosas, como feijões, ervilhas, lentilha e grão-de-bico.

→ Consuma frutas em dois horários do dia: pela manhã, quando o índice glicêmico está baixo, e logo após os exercícios, quando isso também acontece.

→ Nosso corpo tem 30% de gordura. Gordura é indispensável para a nossa boa nutrição, é fonte de energia e contém vitaminas e ácidos graxos essenciais para manter as membranas celulares saudáveis. Não elimine a gordura da sua dieta, apenas preste atenção na qualidade da gordura ingerida. Enquanto a alimentação vegana limpa e desintoxica o corpo, a gordura, desde que de origem orgânica, nutre nossas células.
As melhores gorduras de origem vegetal para serem consumidas são: azeite de oliva extravirgem prensado a frio, óleos de gergelim, de coco, de palma, de macadâmia, de amêndoa, de linhaça, semente de gergelim e abacate. Eles diminuem colesterol ruim (LDL) e os triglicerídeos. As melhores gorduras de origem animal são as de peixes e de frutos do mar.

→ A mistura de leite e seus derivados com carne não é a mais indicada. O leite bloqueia a enzima que digere a carne e torna pesada a digestão dessa combinação. Daí vem a tradição judaica de não se misturar leite com carne nas refeições. Evite, também, combinar frutas com proteínas, pois tal mistura acidifica o pH sanguíneo e fermenta no aparelho digestivo.

→ Tome muitos sucos por dia, tanto de vegetais, quanto de frutas. Na forma líquida, podemos variar mais em cores e o corpo absorve com mais facilidade.

→ Coma muita salsa, pois ela tem o poder de limpar o organismo, principalmente o rim.

→ O coentro limpa metais pesados.

→ Após as refeições, substitua as sobremesas por chá de ervas.

→ Faça a última refeição do dia pelo menos duas horas antes de dormir.

→ Beba água quando acordar e meia hora antes das refeições.

→ Alimentos crus são ricos em enzimas digestivas.

→ Coma alimentos ricos em fibras, como talo de brócolis, de nabo, de couve-flor, de repolho, cascas de frutas orgânicas, pois facilitam muito o funcionamento do intestino.

→ Use os lactobacilos, repositores da flora intestinal.

→ Controle o pH do corpo.

→ É necessário o equilíbrio entre o sódio e o potássio no organismo. Coma, diariamente, alimentos que contenham potássio, como banana, água de coco, tomate e verduras, para equilibrar o sal contido em quase todos os alimentos. O índice de sódio no corpo favorece a acidez. Em caso de sódio alto, há predisposição para a retenção de líquido, aumento da pressão arterial e osteoporose. O potássio, por sua vez, favorece a alcalinidade do corpo. O pH alcalino nos protege de infecções.

→ Acrescente em saladas cogumelos e alguns vegetais capazes de dissolver gorduras como nabo, cebola, rabanete, cebolinha.

→ As verduras devem ser ingeridas de duas a três vezes ao dia, pois contêm sais minerais e melhoram o metabolismo.

→ Não consuma alimentos congelados.

→ Evite os alimentos defumados, pois eles têm muita química na sua preparação.

→ Não use vegetais enlatados, nem sucos industrializados.

→ Consuma farelos e grãos todos os dias.

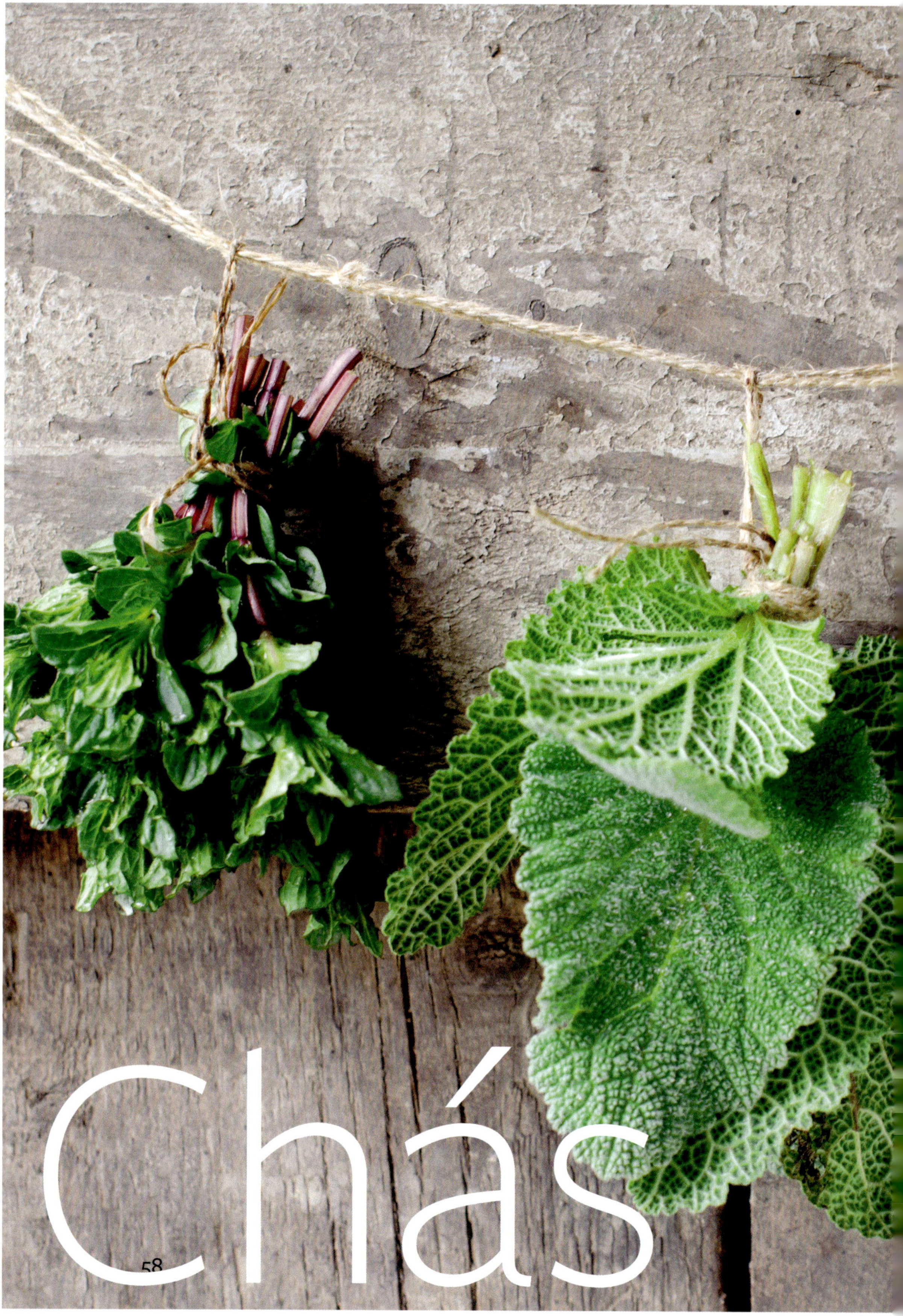

Chás

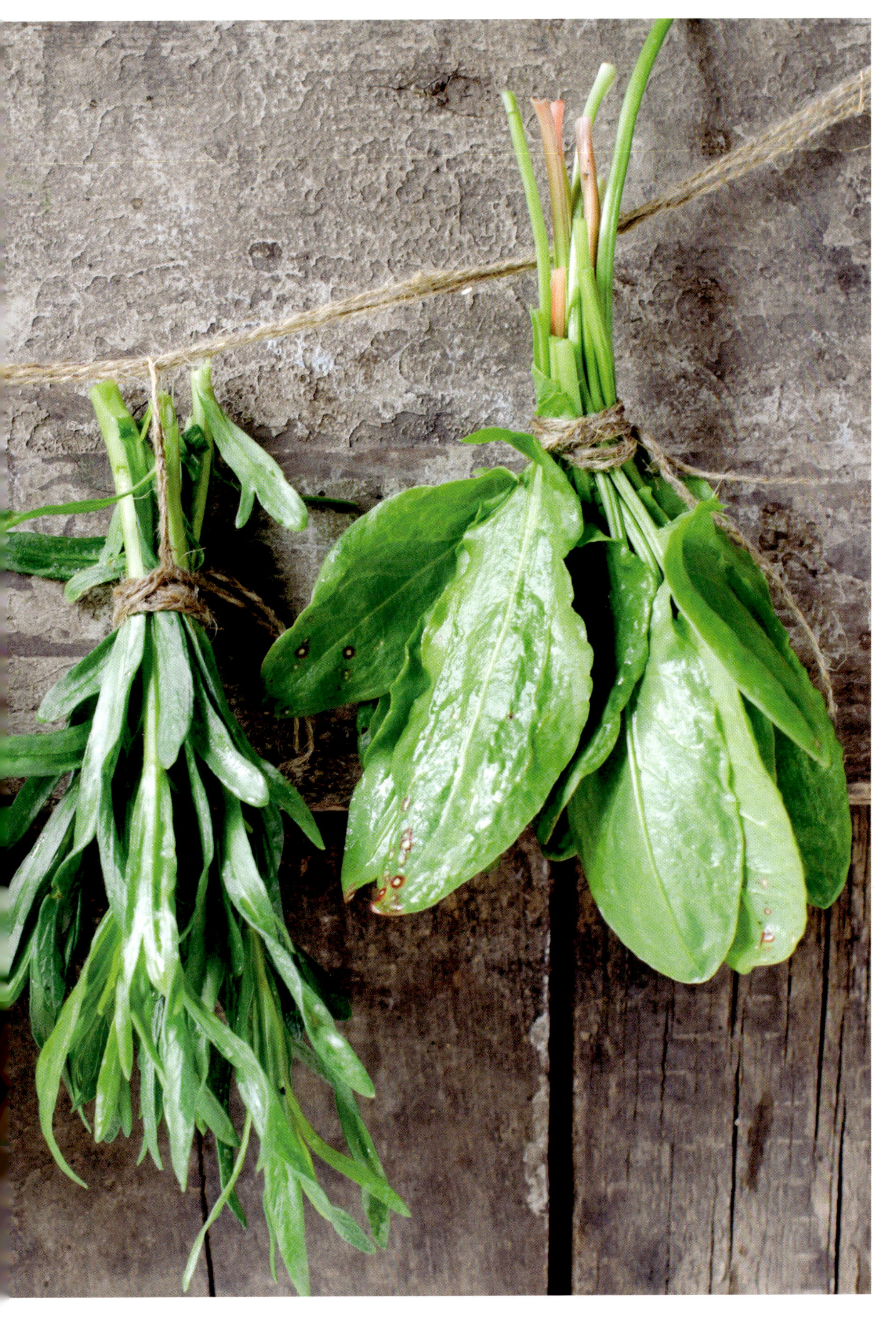

O PODER DA MENTE E O EFEITO NEGATIVO DO ESTRESSE

A influência dos bons pensamentos e a conquista da calma interior são grandes auxílios na saúde. Precisamos combater o estresse para reduzir as inflamações.

O estresse é a capacidade do corpo de se adaptar ao agente estressor físico ou psicológico que o esteja fazendo sofrer. Envolve o sistema nervoso simpático, que age liberando adrenalina e cortisol. Tais substâncias nos preparam para a batalha de lutar ou fugir. Porém, exaurem o corpo, levando a taquicardia, pressão alta, diabetes, fadiga crônica e baixa defesa do sistema autoimune. Gera ansiedade, pânicos e falta de concentração.

Um corpo desintoxicado pode ter mais condições de intervir favoravelmente ao estresse antes que a doença se manifeste.

Encontrar em si o desejo de viver altera significativamente a capacidade do organismo de se recuperar, influenciando o sistema imunológico.

Não vamos insistir em ficar sofrendo. Sofrimento leva a doenças.

ALGUNS CHÁS PODEROSOS E COMO FAZER

Chás de folhas e flores: despejar água fervente.

Chás de caules, raízes, sementes e temperos: ferver juntamente com a água.

Chá verde: ferver a água entre 2 e 10 minutos.

Cada planta tem um peso e volume e, por isso, a proporção de água varia muito. O tempo certo de infusão vai de 1 a 10 minutos.

As infusões extraem e concentram os princípios ativos das plantas.

Boldo
estimula o apetite e auxilia a digestão de gorduras;

Camomila
alivia náuseas, dores, cólicas e combate a insônia;

Carqueja
contra a azia e má digestão;

Erva-Doce
ajuda na digestão e alivia cólicas abdominais;

Guaco
expectorante, alivia tosse, bronquite e rouquidão;

Hortelã
contra gases, vômitos e dores de cabeça;

Limão
ajuda no tratamento de resfriados e gripes;

Malva
alivia tosse e dor de garganta;

Melissa e Erva-Cidreira
alivia gases, enjoos e má digestão. Tem efeito calmante e combate a depressão.

Quebra-Pedra
ajuda a prevenir cálculos nos rins e diminui as cólicas.

Sálvia
expectorante, elimina secreções das vias respiratórias.

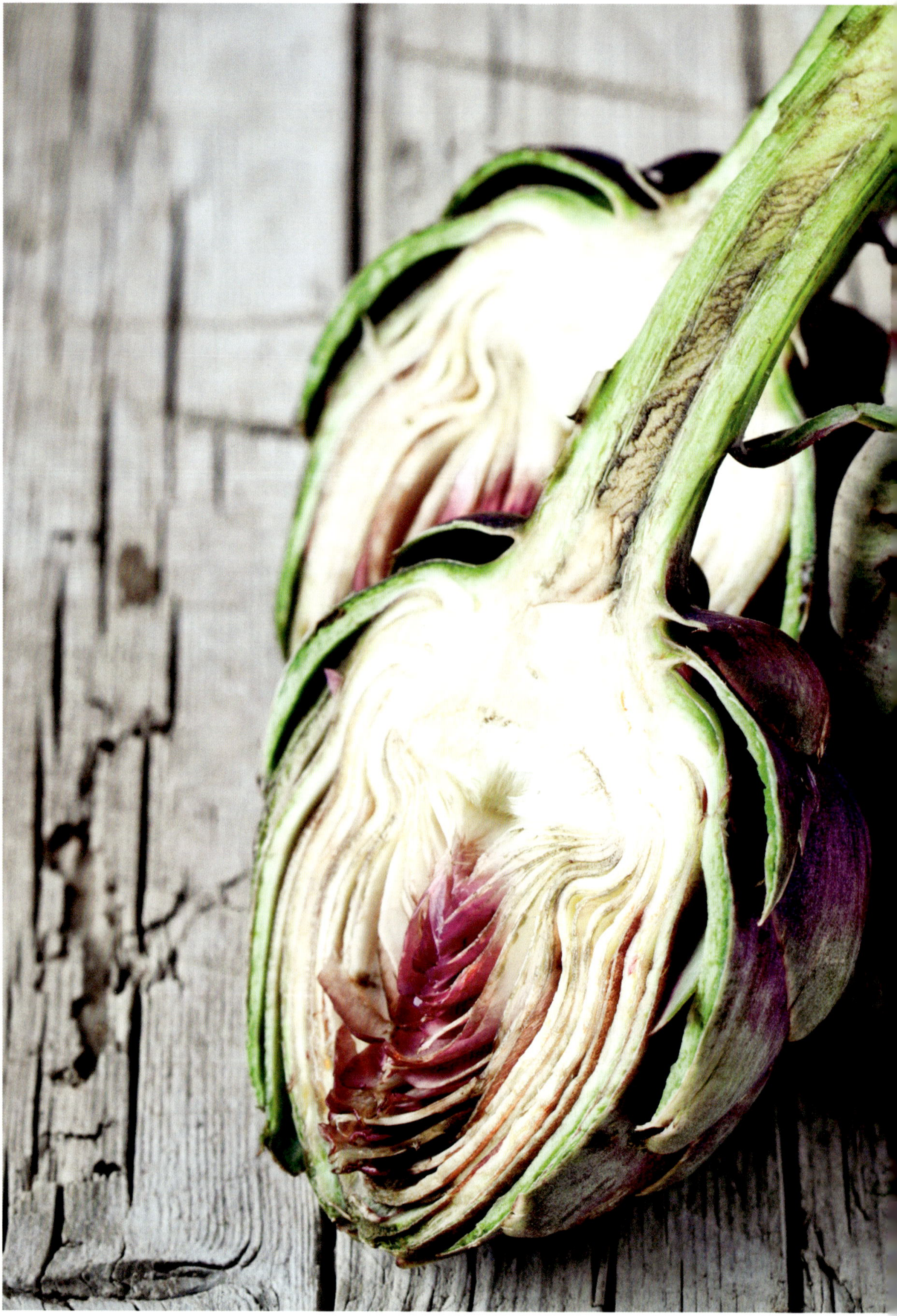

FAXINA DOS ÓRGÃOS

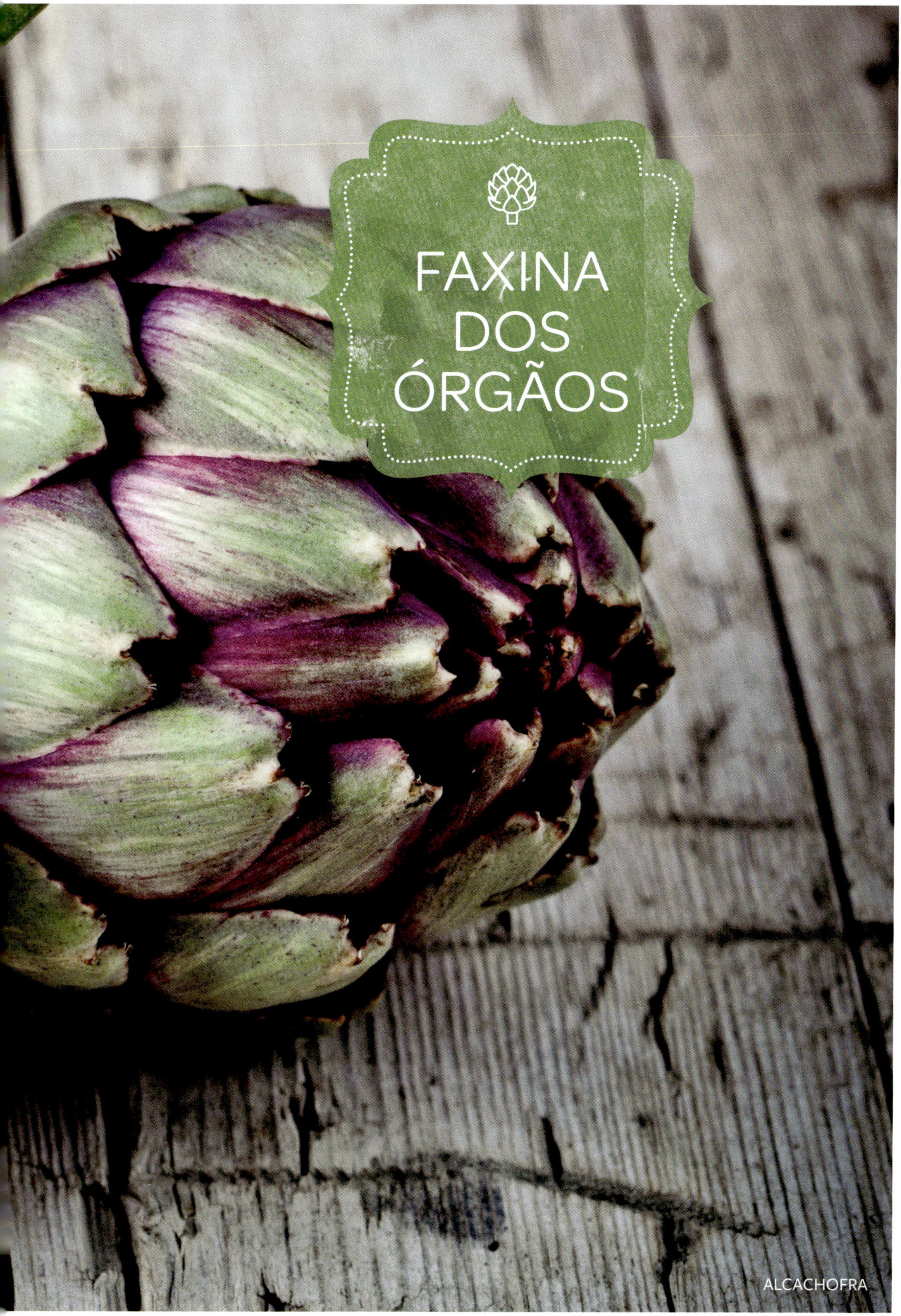

ALCACHOFRA

Nosso corpo possui um poderoso sistema *antioxidante*, com capacidade de desintoxicar. Se ele estiver em pleno funcionamento, vai se encarregar de eliminar as toxinas que ingerimos. Intestino, fígado, rins, sistema linfático e pele trabalham incansavelmente, fazendo a limpeza pesada. Como ingerimos cada vez mais toxinas e lixo, esse sistema de detox interno precisa de ajuda: ser desobstruído, otimizado para que possa realizar a sua árdua tarefa.

Existem técnicas relativamente simples para limpar as nossas vias naturais de eliminação dos dejetos biológicos. Tais técnicas podem parecer estranhas, fora do senso comum. No entanto, fazer uma boa faxina nos órgãos já era a receita de saúde dos antigos sábios orientais. Eram práticas comuns na medicina até o início dos anos 1920. Os médicos tinham, em seu arsenal terapêutico, por exemplo, o equipamento para enema intestinal, a famosa lavagem, até que a indústria farmacêutica começou a lançar no mercado os laxantes.

A faxina interna tem um objetivo primordial: devolver ao corpo o estado de equilíbrio, aumentando a energia para que os órgãos trabalhem com mais eficiência.

A faxina interna tem um objetivo primordial: devolver ao corpo o estado de homeostasia, de equilíbrio, aumentando a energia para que os órgãos trabalhem com mais eficiência. É um investimento na prevenção de doenças, uma vez que grande parte das doenças tem origem nas toxinas que ingerimos. As toxinas comprometem — e muito — o bom funcionamento do nosso corpo. Elas exigem que o organismo acione mecanismos fisiológicos para ativar as defesas, exaurindo-as até adoecermos. Toxinas lesam receptores hormonais e reduzem a energia de um modo geral — inclusive a sexual.

Elas também atingem o cérebro, estimulando as células nervosas, causando confusão mental, falta de memória, desordens do sono, além de fragilizar os vasos sanguíneos, podendo acarretar acidentes vasculares. Também se aderem nos órgãos, servindo como gatilhos para uma série de doenças, como câncer de próstata, mama e pulmão. A ideia do detox, então, é potencializar as vias naturais de eliminação, limpando o intestino, o fígado, os rins, a pele, o sangue e o sistema linfático. Assim, você está garantindo o seu sistema de filtragem. É como lavar as velas do filtro da sua casa.

INTESTINO

O intestino é a grande vítima das toxinas, pelo fato de ser o segundo maior órgão do corpo humano: tem cerca de sete metros de comprimento. É considerado um órgão inteligente, apelidado de "segundo cérebro", por ser capaz de realizar funções independentes do sistema nervoso central, como a capacidade de selecionar, entre o que comemos, o que nos é útil, eliminando o que não é. Sua função fisiológica é finalizar a digestão. Como quase tudo que ingerimos tem algum nível de contaminação, o intestino se torna uma reserva de venenos que se espalham pelo corpo e causam doenças. Se não está funcionando bem, causa sensação de peso, inchaço, mal-estar, gases, azia, distensão abdominal e aerofagia.

O intestino tem conexões nervosas com uma série de órgãos e cerca de 70% do nosso potencial imunológico está na mucosa intestinal. Ele é ainda o maior produtor de serotonina, o neurotransmissor ligado ao prazer, da inteligência, da disposição e da concentração. Também produz acetilcolina, neurotransmissor importante para a memória e para o pensamento.

Para ser metabolizada, a serotonina precisa de minerais absorvidos pelo intestino, principalmente zinco, carente no nosso solo. Existe uma corrente de pesquisas que associa o aumento da ocorrência de depressão à deficiência nutricional. Quem usa antidepressivos geralmente precisa de correções nutricionais para deixar de consumir tais medicamentos. Não é à toa que "enfezado" pode ser sinônimo de "mal-humorado". Um intestino com bom funcionamento, que não está constipado, não retém toxinas e produz mais serotonina. É preciso manter a luz intestinal limpa.

O problema é que não fazemos isso. A constipação intestinal é um dos males mais comuns. Por quê? Porque comemos mal e vivemos estressados. A combinação alimentar equivocada em comunhão com um estilo de vida apressado não favorecem a expulsão eficiente dos dejetos. O material fermentado, oxidado, tóxico distende o abdômen, gerando gases e outros sintomas gastrointestinais. Uma enormidade de bactérias patogênicas floresce, levando ao quadro clínico de disbiose. Com isso, as paredes do intestino têm sua permeabilidade alterada, permitindo a entrada de metais pesados e outras toxinas inflamatórias no sangue que irá nutrir nosso corpo.

A função biológica do intestino está cada vez mais comprometida. O que fazer? Há duas técnicas para limpá-lo: a hidrocolonterapia e os enemas. A primeira precisa ser feita em consultório. E a segunda pode ser feita em casa. Também é recomendada a ingestão de lactobacilos, bactérias boas que nos ajudam a preservar a flora intestinal saudável.

Hidrocolonterapia: É um procedimento terapêutico de limpeza e desintoxicação do intestino grosso feito através de um equipamento. Tal equipamento tem dupla função: injetar água morna lentamente no intestino grosso e dar pressão suave para eliminar as fezes estagnadas. O processo é seguro e promove bem-estar imediato. O resultado final é: tudo que está agarrado às paredes intestinais — alimentos não digeridos, toxinas e muco — é arrastado para fora. Durante o processo, a água é introduzida várias vezes e elimina resíduos fecais, às vezes estagnados por muitos anos. Como foi estabelecido um circuito fechado, não vaza nada, não tem cheiro. O processo é limpo, indolor e seguro. O material utilizado é todo descartado. A água entra cristalina e sai carregando todo o lixo.

Tudo que não é eliminado pelo intestino em 24 horas já começa a fermentar, "colar" nas paredes das vilosidades intestinais e, dependendo do grau de intoxicação, acaba perdendo sua função, comprometendo lentamente a atividade intestinal. Não é por acaso o aumento galopante dos cânceres de intestino. Se as células intestinais tivessem uma sobrevida longa, todos teríamos câncer. Quem tem muitos gases, abdômen muito distendido, pele amarelada, sem viço, e olhos vermelhos, pode desconfiar: está intoxicado. Uma sessão de hidrocolonterapia dura em média 45 minutos. Apenas uma não é suficiente. Os resíduos que se acoplam à mucosa do intestino endurecem e requerem tempo para se dissolver, descolar e finalmente ser eliminados. Recomendam-se, em média, 12 sessões em dez semanas.

Na primeira semana, são duas sessões em dois dias consecutivos. Na segunda, mais duas. Daí em diante, uma por semana até completar o ciclo. Nas sessões finais, a água sairá cada vez mais limpa. No final do tratamento, a coloração e o cheiro das fezes vão mudar. Um intestino saudável elimina o bolo fecal marrom, sem odor. Fezes não deveriam boiar. Fezes que boiam, escuras, finas como fitas indicam intoxicação. Quanto mais limpo estiver seu ânus depois da evacuação, mais saudável está organismo.

A hidrocolonterapia não é indicada somente para quem sofre de prisão de ventre ou outros males diretamente relacionados ao intestino. É indicada também para quem tem artrites, perda de memória, falta de foco, depressão, sinusites, parasitas, acne, eczemas, colites, diarreias, insônia e para fortalecer o sistema autoimune. A hidrocolonterapia não cura doenças, mas prepara o organismo para se autocurar. Não podemos esquecer que as toxinas acumuladas no intestino viajam na corrente sanguínea, atingindo vários órgãos.

Um dado alarmante: nas colonoscopias realizadas hoje em dia existe um percentual cada vez maior de pólipos e divertículos. O que é isso? O divertículo é uma bolsa extra, formada pelo intestino intoxicado e constipado. Trata-se de uma dilatação por excesso de fezes na mucosa do cólon. Nessa bolsinha, acumulam-se alimentos não eliminados. Os divertículos, se não cuidados, evoluem para a diverticulite, uma inflamação em todo o intestino que só pode ser curada com cirurgia.

Enemas: O princípio é o mesmo da hidrocolonterapia. Porém, os procedimentos são diferentes. Os enemas podem ser feitos em casa. Trata-se de um recipiente de água filtrada de boa qualidade conectado a uma mangueira, acoplada a uma sonda retal muito fina. Preferencialmente deitado de lado, você mesmo introduz a sonda no ânus e controla a entrada de água. Alguns equipamentos de enema vêm com uma torneirinha, que regula a entrada e a saída de água. Quando sentir vontade de evacuar, retire a sonda e vá ao banheiro. A sonda é descartada a cada evacuação. A operação tem que ser repetida até completar pelo menos um litro de água.

O enema é uma solução saudável para a constipação intestinal, pois limpa o sigmoide e o reto. A água não entra com a pressão da máquina de hidrocolonterapia. Mesmo limpando menos, vai ser muito útil no processo de desintoxicação. Esse procedimento limpa somente o lado esquerdo do intestino grosso, não prejudicando a digestão e a absorção dos alimentos no intestino delgado e vai funcionar como um laxativo que não irrita o intestino. Mesmo os laxantes fitoterápicos, como o chá de sene, irritam a mucosa. Se usados com frequência, promovem a descamação do epitélio do intestino. O resultado é uma mucosa escura e inflamada.

Você pode fazer o enema usando apenas água morna filtrada, mas a água nunca pode ter temperatura superior à do corpo. É uma limpeza caseira que todos podem fazer.

Pode-se acrescentar chá de camomila, para acalmar irritações nas paredes intestinais, azeite (2 colheres de sobremesa em 1,8 litros de água) para lubrificar; ou café orgânico.

O maior benefício de um enema de café, que obrigatoriamente deve ser orgânico, é otimizar a produção de uma enzima chamada glutationa peroxidase. Essa enzima dá suporte para a quebra das toxinas e produz uma molécula, uma importante vitamina chamada glutation, que faz parte do nosso sistema antioxidante endógeno. Para ter capacidade de neutralizar internamente as toxinas, o corpo precisa de glutation. E já é cientificamente comprovado que o café usado no enema estimula a produção dessa enzima muito mais do que o café via oral. Misture 4 colheres de sobremesa de café orgânico em 1 litro de água filtrada. Amorne a mistura. E depois coe e introduza no organismo através da sonda retal do enema.

Atenção: use água alcalina, de preferência com pH entre 6,5 e 7,5. Caso não tenha um filtro alcalino em casa, opte pela água mineral. E acrescente à sua dieta os probióticos, que são bactérias boas. Elas ajudam na decomposição das toxinas e na proteção do intestino aos ataques dos radicais livres.

DICAS

→ Os probióticos são altamente recomendados durante as dietas detox, já que os processos de limpeza retiram as toxinas, mas também a flora intestinal, que precisa ser reposta.

→ Lactobacilos são as bactérias benéficas que vivem no intestino. Elas produzem complexo B e vitamina K, melhoram a digestão das proteínas e da lactose, e ajudam a reduzir o colesterol ruim. Medicamentos anti-inflamatórios, antibióticos e os contidos nos alimentos destroem a flora saudável.

→ Outras substâncias que ativam a desintoxicação intestinal são cápsulas de óleo de rícino e bentonita (*bentonite clay*), um tipo de argila comestível que ajuda a eliminar os metais pesados e resíduos de pesticidas e agrotóxicos do organismo

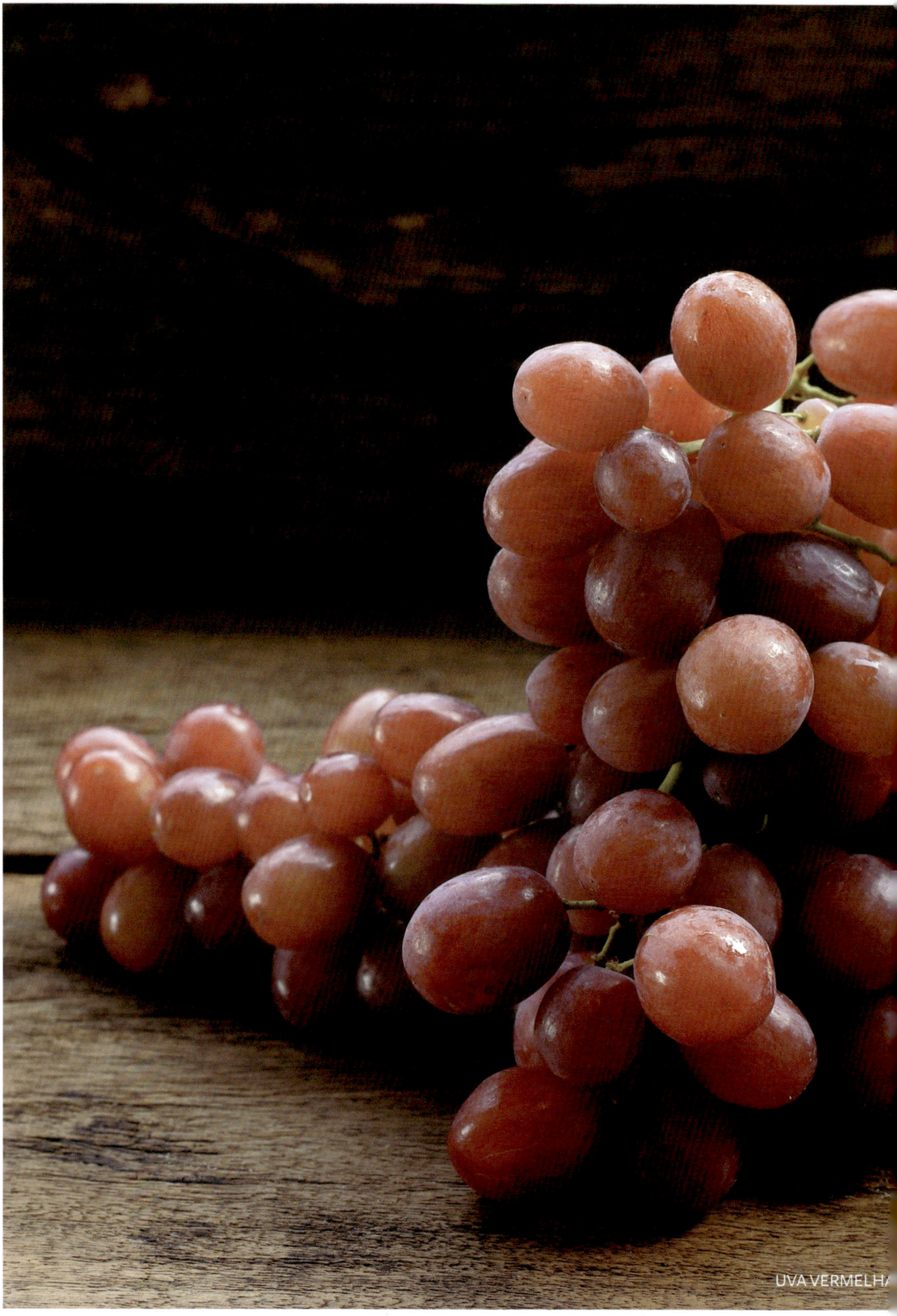

UVA VERMELHA

FÍGADO

O fígado é um importante órgão de desintoxicação. A função dele é filtrar, metabolizar e armazenar nutrientes. Funciona como uma usina que dá combustível ao corpo, além de produzir proteínas essenciais como albumina. É um órgão de limpeza e inativação dos produtos indesejáveis, dos medicamentos, do álcool e dos hormônios. O fígado forma 1,5 litro de bile, fazendo a excreção através dos dutos hepáticos para digerir a gordura. Quando ele trabalha bem, filtra o material tóxico antes de mandar o lixo para o rim.

O álcool é uma droga extremamente maléfica para o fígado, pois atrapalha a sua capacidade de filtragem, sendo gatilho para diversas inflamações em outros órgãos.

Quando o aporte de lixo é maior do que a sua capacidade de filtragem, ele acaba jogando toxinas na corrente sanguínea. Usando uma metáfora, o fígado é o mata-borrão do corpo. Ele suga o que não é bom, por isso adoece quando cometemos excessos, como comer muita gordura saturada, exagerar no açúcar, nos alimentos industrializados, nos aditivos químicos, nos medicamentos. O álcool é uma droga extremamente maléfica para o fígado, pois atrapalha a sua capacidade de filtragem, sendo gatilho para diversas inflamações em outros órgãos.

Como recebe uma carga alta de tóxicos, o fígado forma pedras minúsculas, como grãos de areia. Quando aparecem na vesícula, elas se aglomeram, formando pedras maiores. Tais pedras são formadas por bile, bactérias, gordura, cálcio e outros resíduos, como ácido úrico. Existe um procedimento capaz de abrir os canalículos hepáticos e favorecer a eliminação desses cálculos, melhorando o funcionamento do órgão como um todo.

Sintomas de cansaço, má digestão, manchas na pele, coceiras, dores nas costas e nos ombros podem indicar comprometimento hepático. Há formas de fazer uma limpeza de fígado. Consulte um especialista sobre como fazer esse procedimento.

RINS

Para os chineses, os rins são a pele do corpo. Através deles, eliminamos as toxinas que caem na circulação sanguínea. Um sangue mais limpo pela hidrocolonterapia, diga-se, vai levar menos toxinas para sobrecarregá-los. Também é por meio deles que eliminamos o excesso de sal. O sal tem uma função maléfica no corpo, pois é um elemento muito ácido, que promove a cristalização das toxinas.

Limpar o rim é bem fácil.

1 Corte, bem pequenos, dois maços de salsinha orgânica e misture-os em 1 litro de água.
2 Ferva por apenas 3 minutos.
3 Deixe repousar por algumas horas, coe e coloque na geladeira.
4 Beba dois copos do "suco" de salsa por dia.
5 Para ajudar na eliminação do sal, que provoca o inchaço do corpo, tome chá de quebra-pedra, de cabelo de milho ou de cavalinha. Eles ajudam a eliminar cristais de ácido úrico, assim como o cranberry ajuda a interromper as cistites recorrentes, por diminuir a adesão das bactérias nas paredes dos vasos sanguíneos.

Uma observação: o rim trabalha em par. Por isso, os seus males, como cálculos e inflamações, metafisicamente falando, têm a ver com dificuldades de se viver em parceria, por todos os desafios que uma relação implica.

PELE

Não é nem preciso dizer que o corpo respira pela pele. Para ajudar no processo de desintoxicação, temos que suar. Suar muito. E, para isso, precisamos dos poros desobstruídos e, claro, do estímulo do suor. Existem duas técnicas eficientes de desintoxicação da pele.

Sauna *infrared* – ou sauna infravermelho

É a nova onda tecnológica que surge no mundo da saúde alternativa. Pode ser comprada pela internet, em diferentes tamanhos e formatos. É uma máquina construída para produzir o calor infravermelho, os mesmo raios que vêm do sol, com a benesse de não possuir a radiação UV.

Qual a diferença para uma sauna convencional? O infravermelho é um tipo de radiação que penetra no corpo mais profundamente, liberando a tensão muscular, aliviando a hipertensão, reduzindo processos inflamatórios, baixando a pressão sanguínea e, claro, desgrudando e limpando as toxinas.

A grande vantagem dessa sauna, porém, é não emitir calor. Os raios infravermelhos não aquecem o ar. Aquecem o corpo. A uma temperatura de 38°C, é possível permanecer muito mais tempo. O protocolo manda começar com vinte minutos até atingir uma hora por sessão.

Os benefícios são muitos. Estudos em pacientes com artrite mostraram uma redução na dor. Também está comprovado que o raio infravermelho promove uma intensa liberação de toxinas represadas. Além disso, a sauna *infrared* alivia dores musculares, relaxa, promove perda de peso, regula a pressão arterial, melhora o tônus da pele, aumenta a energia, a resistência e a vitalidade. Não tem contraindicação e funciona bem inclusive com aquelas pessoas que não se sentem bem em temperaturas muito altas.

Atenção: recomenda-se a ingestão de minerais antes, durante e depois da sauna *infrared*.

Esfoliar a pele durante o processo de detox auxilia muito na retirada de células mortas, tonifica, promove maciez e ativa a circulação.

ESFOLIAÇÃO

Esfoliar a pele durante o processo de detox auxilia muito na retirada de células mortas, tonifica, promove maciez e ativa a circulação. Uma boa opção também, antes do banho, é escovar a sua pele com escova de cerdas vegetais macias em vários sentidos, por todo o corpo, por dez minutos. Essa prática deve fazer parte da sua rotina diária mesmo depois do período de limpeza.

TERAPIA DO SAL

Uma forma mais caseira de limpar a pele é usando o sal grosso. Aqueça bem o banheiro com a ajuda de um aquecedor elétrico. Espalhe sal grosso no fundo de uma banheira, formando um tapete. Enrole o corpo num lençol umedecido e deite-se sobre o tapete de sal. Peça para que alguém lhe cubra com mais sal grosso. O sal vai puxar o líquido em excesso do seu corpo, liberando toxinas. Permaneça deitada por pelo menos uma hora.

Drenagem linfática, massagens de vários tipos e argiloterapia também compõem o arsenal das práticas desintoxicantes.

ESCALDA-PÉS

As toxinas do corpo seguem a lei da gravidade, acumulando-se nas pernas, nos pés e nas mãos e, normalmente, procuram sair gradualmente através da pele. O sulfato de magnésio, o famoso sal amargo, quando usado em um escalda-pés, dissolve essas toxinas que são, então, eliminadas na água.

LIMPEZA DA BOCA

A aplicação de azeite de gergelim nas gengivas, na língua e em toda cavidade oral antes de escovar os dentes, fazendo bochechos, sem engolir, ajuda na expulsão de toxinas armazenadas na boca. Raspar a língua com um raspador adequado ajuda na assepsia da boca.

COQUETÉIS DETOX

Antes, durante e depois do detox, é fundamental o consumo de vitaminas, minerais e antioxidantes. Procure o seu médico para receber a orientação necessária. Você pode usar livremente: chá verde (se for hipertenso, não faça), chá de gengibre, chá da erva Jiaogulan e chá do cogumelo chaga siberiano. São benéficas, também, ervas como dente-de-leão, alcachofra, silimarina (cardo-mariano) e cápsulas de óleo de cártamo (CLA) termogênico, que tem a poderosa função de queimar a gordura localizada no abdômen. Tome-os sempre antes das refeições.

Tome cápsulas de ômega 3, que estimulam as funções cerebrais — sobretudo a área das emoções. Extrato de alcaçuz, complexo B, ácido fólico, algas como clorela, spirulina e suco de clorofila são ótimos. Tudo isso é muito importante para auxiliar a eliminação de toxinas do corpo.

Reforce suas enzimas digestivas com bromelina (abacaxi) e papaína (mamão) e enzimas antioxidantes, tomando glutation, resveratrol, vitamina C, selênio e zinco. O ideal é que se dosem os nutrientes e que sua reposição seja individualizada.

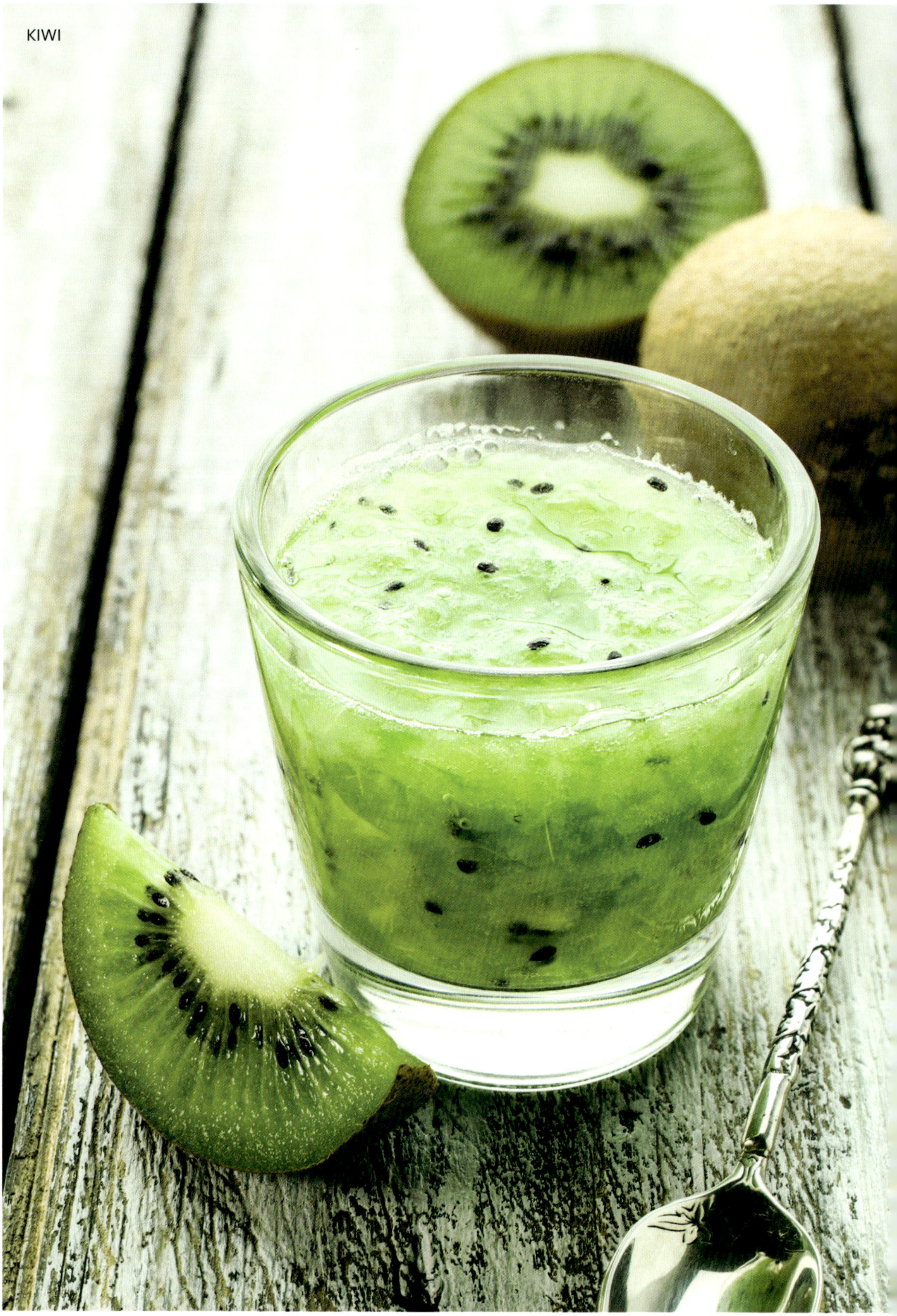

O QUE COMER DURANTE O DETOX DOS ÓRGÃOS

Evite o glúten, proteína presente na cevada, no centeio, na aveia e na semente do trigo, encontrada em todos seus derivados (pães, bolos, massas e cerveja). O glúten funciona como agente inflamatório e produz uma cola que adere à parede do intestino, diminuindo a serotonina e provocando gases, prisão de ventre, enxaqueca, alergia e aumento do volume abdominal. Restrinja a substância por alguns meses e veja o que acontecerá com você. Seu corpo vai mudar, sua pele ficará mais sedosa e sua autoestima ficará lá em cima.

Durante o detox, tome muitos sucos de frutas, muita água de coco, sucos verdes com sementes germinadas, para garantir a hidratação celular. A hidratação é fundamental no processo de detox. Dê preferência aos alimentos alcalinos, como banana e abacate, azeite extravirgem, vegetais crus, legumes, algas, sementes germinadas. Romã e gengibre são fundamentais nessa etapa.

Caso você não tenha acesso a alimentos orgânicos, uma boa receita para reduzir os agrotóxicos de algumas verduras, legumes e frutas é deixar de molho em 1 litro de água com 5ml de iodo a 2%, por uma hora, aproximadamente.

Por último, uma dica para comer menos. Antes das refeições, tome um *shake* de fruta, de preferência kiwi ou figo, batido no liquidificador com 3 colheres de sopa de gelatina natural. Faça isso meia hora antes do almoço e meia hora antes do jantar. Assim você terá a sensação de saciedade e irá melhorar a elasticidade da pele devido ao colágeno contido na gelatina. Deixe preparada de véspera na geladeira, fica uma delícia.

SUGESTÕES DE DESINTOXICAÇÃO

A clorofila do trigo é um dos alimentos mais nutritivos e concentrados do planeta. Curioso é que, consumido na forma de farinhas, o trigo é um vilão. Uma colher dessa clorofila equivale em média a cem alfaces. Contém 92 minerais e 18 aminoácidos, sendo oito deles essenciais. A clorofila pode ser plantada em casa. É só preparar um vaso com terra preta adubada e jogar as sementes. Em seguida, cubra com uma camada fina de terra e regue. Em alguns dias você verá os brotos. Quando eles atingirem um palmo de altura, corte uma pequena porção e use no preparo do seu suco matinal. Isso é complementar ao suco de limão com água morna. As sementes devem ser orgânicas (busque a certificação do selo orgânico) e são encontradas em casas de produtos naturais.

→ Prepare um caldo de legumes com cenoura, beterraba, nabo, aipo e gengibre. Aproximadamente 1 xícara de chá de cada legume. Cozinhe por 40 minutos em 2 litros de água. Acrescente couve nos últimos 5 minutos do preparo. Deixe esfriar por uma hora e coe. O caldo está pronto e pode ser tomado a qualquer hora.

→ Faça suco de frutas com 2 colheres de sobremesa de aloe vera, 2 colheres de sobremesa de clorofila líquida, duas cápsulas ou chá de cáscara sagrada, 2 colheres de sobremesa de linhaça e 1 colher de sopa de spirulina. Bata tudo no liquidificador e beba imediatamente. Pode ser tomado pela manhã. É fantástico para fazer funcionar o intestino de forma saudável

QUINOA:
É um ótimo alimento para utilizar no detox ou para perdas de peso. Experimente cozinhar por 20 minutos um copo de quinoa para 2 copos de água. Está pronta a base para sua alimentação! Prepare, enquanto cozinha, as porções para serem utilizadas de acordo com o seu gosto. Você pode usar sua imaginação e fazer vários pratos diferentes com:

→ Germinados (alfafa, mostarda ou girassol);
→ Castanhas (amêndoa, castanha-de-caju, castanha-do-pará, macadâmia e nozes);
→ Sementes (de gergelim, girassol, abóbora, cânhamo e linhaça);
→ Folhas verdes (alface, rúcula, agrião e espinafre);
→ Carnes magras, quando fora do período do detox (carne vermelha, frango ou peixe);

→ Legumes (berinjela, abobrinha, vagem, abóbora e nabo);
→ Frutas (abacate, mamão, manga, abacaxi e limão);
→ Frutas secas (tâmara, maçã, banana, abacaxi, figo, uva-passa e ameixa).

ESCOLHA UM INGREDIENTE DE CADA PORÇÃO E MONTE SEU PRATO!

→ Use molhos de vinagrete (limão, sal do Himalaia, tomate, cheiro-verde e azeite);
→ Mostarda com mel (mostarda, mel, balsâmico, azeite e sal);
→ Molho de alho (limão, azeite, alho picado e sal do Himalaia a gosto).

Se você se sente inchado e acredita que precisa emagrecer, tome spirulina, aumente o consumo de fibras, chá de cavalinha, de hibisco, de alecrim, de quebra-pedra, de dente-de-leão e de fucus pela manhã.

EFEITOS DO PROGRAMA DETOX

Não desista antes de começar a sentir as maravilhas de um corpo limpo, livre de venenos. Nos primeiros quatro dias, você pode ter enjoo, cansaço e dor de cabeça, afinal, você está eliminando do seu corpo uma enorme gama de toxinas. Ele vai reclamar, pois as toxinas são como drogas. A partir do quarto dia, coisas maravilhosas começam a acontecer no corpo e na mente: clareza de pensamento e energia saindo pelos poros, perda de peso e de líquidos que estavam inchando o corpo, melhora no viço e na cor da pele, grande disposição física, sono muito mais reparador, digestão ótima. Enfim, tudo que nós precisamos para nos sentirmos mais saudáveis mental e fisicamente. O detox deve ser feito três vezes por ano. Sabemos que são necessários 21 dias para que mudanças efetivas aconteçam nas células. Esse é o tempo ideal que deve durar um detox. Isso não significa que uma semana de limpeza já não seja extremamente benéfica.

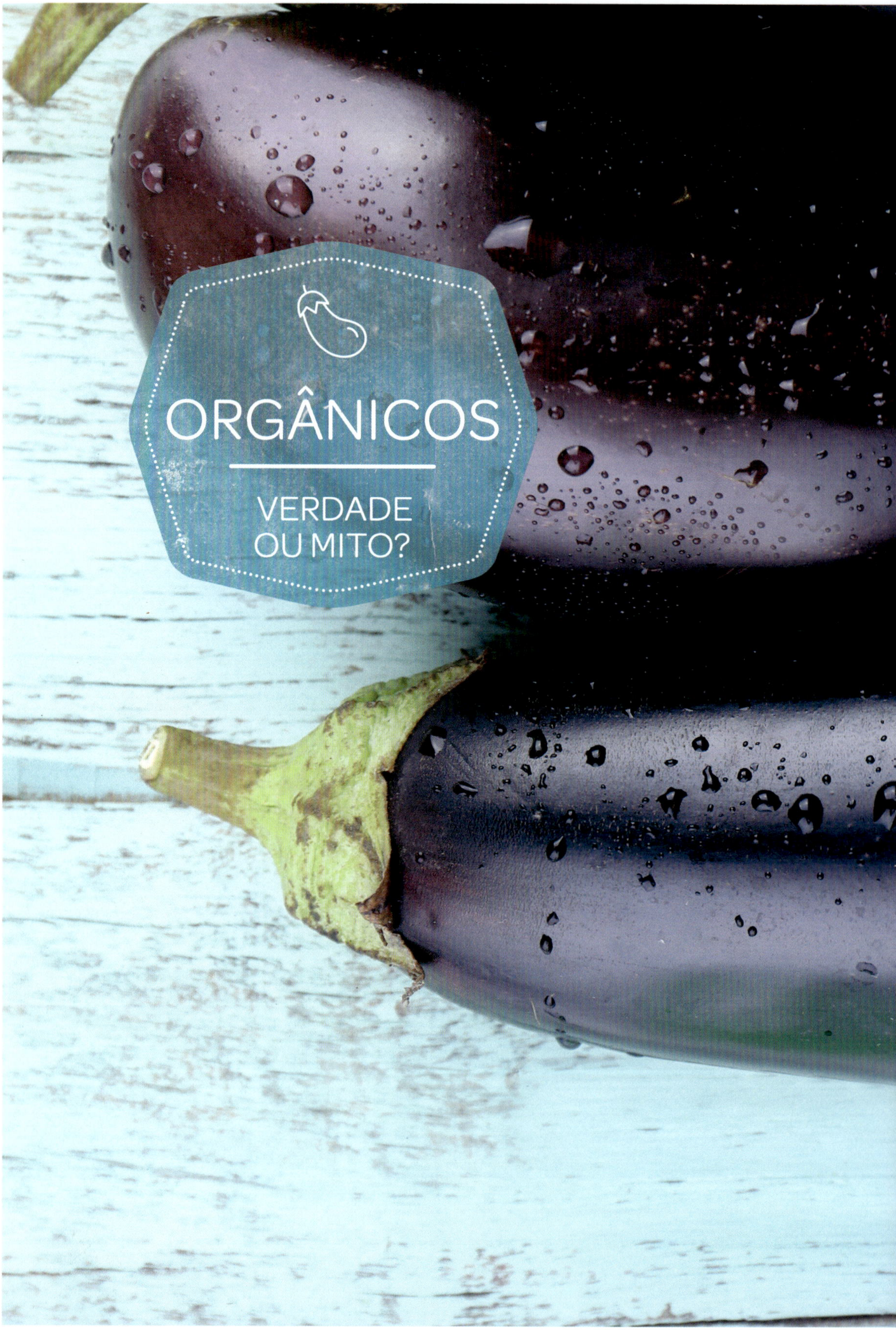

ORGÂNICOS

VERDADE OU MITO?

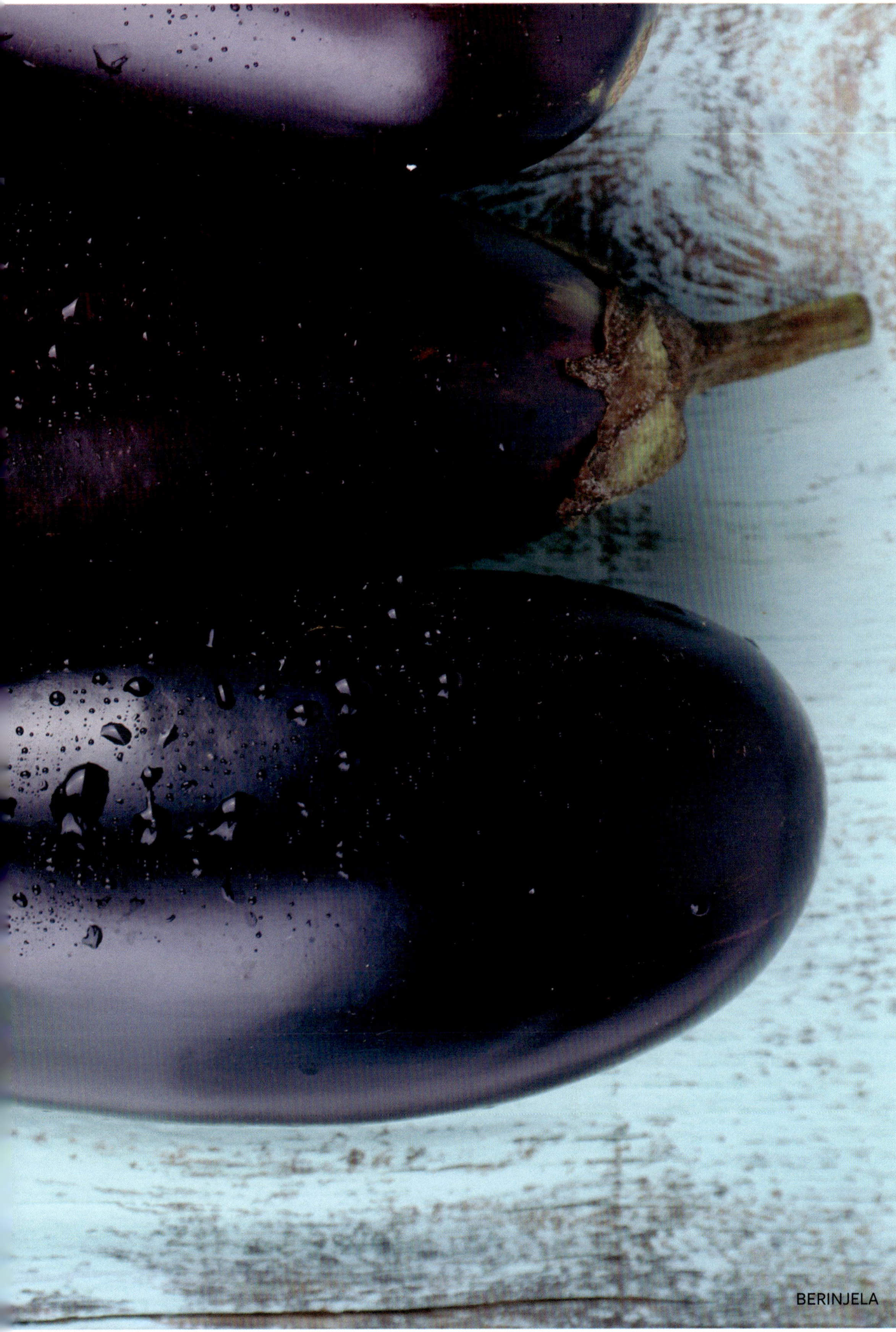
BERINJELA

Não é apenas um modismo. Consumir alimentos orgânicos é um estilo de vida, uma forma nova de estar no mundo. Faz bem para o corpo, para alma e para o planeta. Somos a primeira geração que se depara com uma questão crucial: a preservação da espécie. O planeta está ameaçado. Ou melhor: somos nós que estamos ameaçados, assim como todas as espécies. O planeta se regenera, nós é que não resistimos e adoecemos. Não adianta esperarmos somente por políticas públicas de sustentabilidade. Temos de acordar, pois cada indivíduo tem a sua parcela de responsabilidade. Um estilo de vida orgânico exige uma mudança total de padrão de consumo. Não basta comer frutas, verduras e legumes cultivados sem o uso de pesticidas. É preciso mais, muito mais. É preciso migrar e abraçar o consumo consciente, um conceito que surgiu nos anos 1990 e foi desenvolvido com o objetivo de diminuir o desperdício do consumo em geral e buscar opções de produtos que respeitem a natureza e que tenham selos de comércio solidário e orgânico. Orgânico, nesse sentido, é sinônimo de equilíbrio e de mudança de mentalidade.

NA ALIMENTAÇÃO

Para obter um alimento orgânico, o agricultor trabalha em harmonia com a natureza para fornecer alimentos saudáveis para o homem e para o planeta. A agricultura orgânica possui três pilares.

Cultivo natural: não usa agrotóxicos, conservantes e adubos químicos ou artificiais no processo de produção.

Equilíbrio ecológico: a produção respeita o equilíbrio microbiológico do solo e os ciclos da natureza, as safras.

Respeito ao ser humano.

Há um termo em inglês que já está muito difundido na Europa e nos Estados Unidos: *fair trade* — ou comércio justo. O que é isso? A produção não usa mão de obra escrava ou semiescrava. O trabalhador tem os seus direitos garantidos e recebe treinamento profissional. Significa também que ele ganha um valor justo pelo seu trabalho na produção do alimento. Esse comércio está muito ligado ao consumo consciente. No Brasil, essa certificação ainda é incipiente.

O Brasil ocupa hoje a 34ª posição no ranking dos países exportadores de produtos orgânicos. Na última década, houve um *boom*. O crescimento da produção foi de 50%. Calcula-se que já estão sendo cultivados perto de cem mil hectares em cerca de cinco mil unidades de produção orgânica. A maior parte da produção brasileira, que corresponde a 70% do total, encontra-se no Paraná, em São Paulo, no Rio Grande do Sul, em Minas Gerais e no Espírito Santo. Aproximadamente 80% da produção nacional de orgânicos deixam o país e são exportados, principalmente, para a Europa, Estados Unidos e Japão.

Os pequenos produtores familiares comandam o mercado de orgânicos. Unidos por associações, cooperativas ou mesmo independentes, representam 90% dos agricultores, sendo responsáveis por 70% da produção. Na hora de consumir alimentos orgânicos, fique atento. É preciso prestar atenção na certificação. Produtos verdadeiramente orgânicos recebem o selo de qualidade emitido por certificadoras reconhecidas pelo Ministério da Agricultura. Essas entidades avaliam se a produção do alimento segue os critérios estabelecidos pela agricultura orgânica. Para ganhar o selo, os produtores têm suas lavouras fiscalizadas, a cada ano, regularmente. O selo é a sua garantia de qualidade.

Quem tem mais sabor: um tomatão gigante, perfeito, que mais parece obra de ficção científica, ou um tomatinho esmirrado, vermelhinho, com cara de que veio direto da horta?

A lista de motivos para se consumir orgânicos é extensa. Antes de mais nada, vamos ao óbvio: nutrição e sabor. Alimentos cultivados em solos balanceados e fertilizados com adubos naturais conservam propriedades como vitaminas, sais minerais, carboidratos e proteínas. E conservam também as aparências. Quem tem mais sabor: um tomatão gigante, perfeito, que mais parece obra de ficção científica, ou um tomatinho esmirrado, vermelhinho, com cara de que veio direto da horta? A diferença de sabor entre orgânicos e não orgânicos é perceptível. Uma rúcula cultivada com o uso de pesticidas, por exemplo, tem as folhas grandes; a rúcula orgânica tem folhas pequenas e sabor muito mais intenso. Em solos equilibrados, as plantas crescem saudáveis e preservam as características nutricionais e físicas: o aroma, a cor e o sabor.

Sobre os impactos na saúde, já vimos como as toxinas podem causar danos ao organismo. Mimetizam os hormônios receptores, podendo gerar doenças de todas as ordens. Vários pesticidas utilizados hoje em dia no Brasil estão proibidos em muitos países por ter sido comprovada, cientificamente, a relação deles com o aumento dos cânceres. Com os orgânicos, garantimos não consumir alimentos geneticamente modificados. As crianças são as grandes vítimas dos pesticidas.

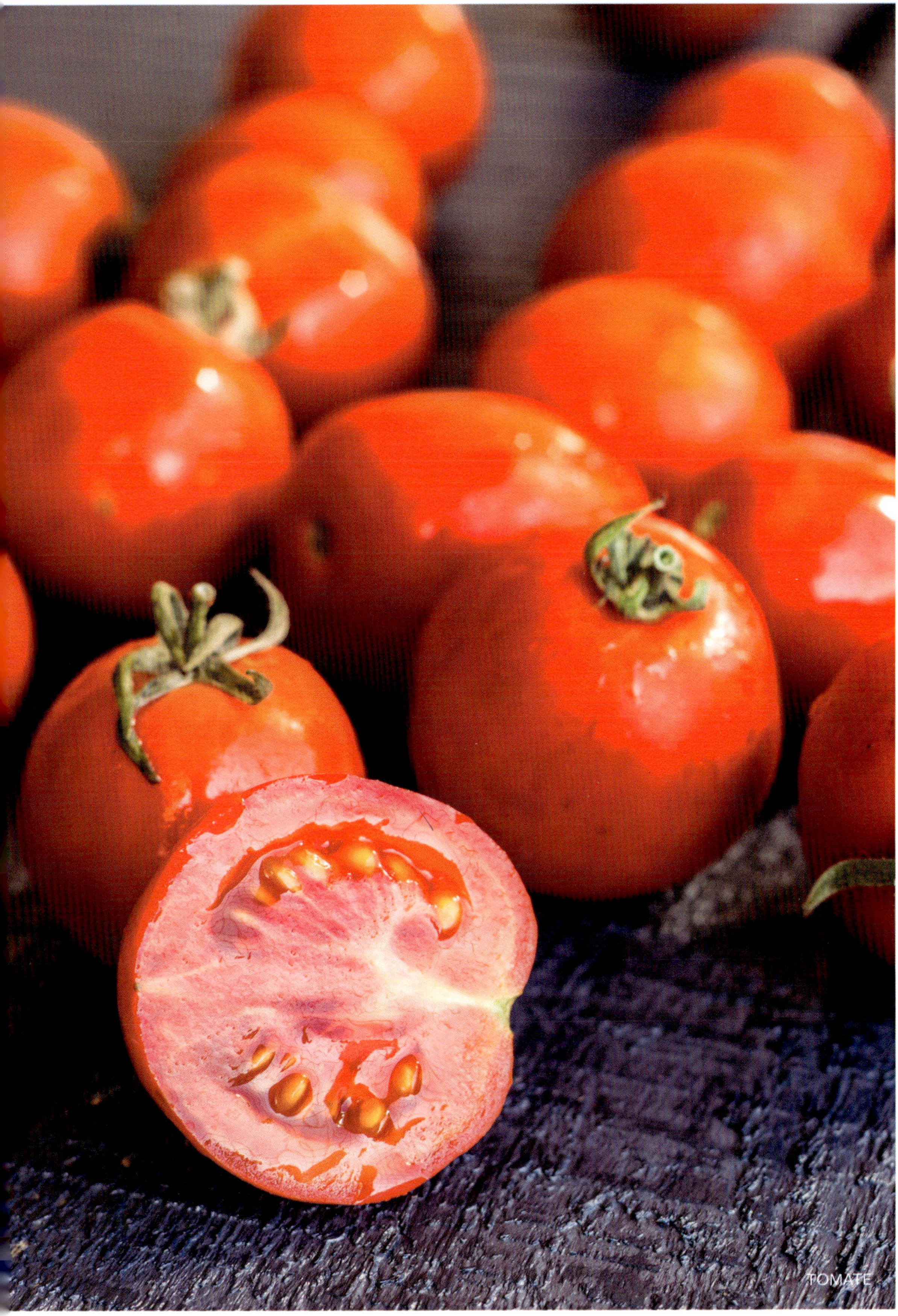
TOMATE

Segundo o relatório do Environmental Working Group, ao completar um ano, uma criança já pode ter recebido a dose máxima dos químicos advindos dos agrotóxicos aceitável para uma vida inteira.

Quando pensamos em saúde e sustentabilidade temos que pensar também no trabalhador que está por trás da produção. Como falamos acima, o *fair trade*, que surgiu nos anos 1960, representa muito bem essa tendência. Trata-se de um movimento social e uma modalidade de comércio internacional que busca o equilíbrio entre preços justos, qualidade de vida do trabalhador e qualidade do produto em si. Você se sente bem sabendo que aquilo que come é resultado da escravidão de outro ser humano? Lembrando: vivemos em uma cadeia quântica, tudo no universo está interligado pela energia.

O café foi o primeiro produto a seguir o padrão de certificação do *fair trade*, em 1988. A experiência se espalhou pela Europa e, no ano seguinte, foi criada a International Fair Trade Association, que reúne cerca de trezentas organizações em sessenta países. O comércio justo também é uma forma de garantir a sustentabilidade dos pequenos produtores para que as grandes corporações não engulam o mundo. Ao comprar produtos *fair trade*, estamos ajudando as famílias a permanecer no campo, diminuindo assim o êxodo rural e o inchaço das grandes cidades.

A preservação dos solos e da biodiversidade também entra na conta quando compramos os alimentos orgânicos. A cada dia, temos menos solos férteis, justamente pela exaustão provocada pelo excesso de venenos e porque a microbiologia é exaurida. Consequentemente, contaminam as reservas de água potável. O solo tratado com substâncias químicas libera uma quantidade enorme de gás carbônico, gás metano e óxido nitroso. A agricultura orgânica pode eliminar 25% do aquecimento global. O mau uso do solo é responsável por 75% da emissão de gases causadores do efeito estufa no Brasil. Atualmente, mais energia é consumida para produzir fertilizantes artificiais do que para plantar e colher todas as safras.

Obviamente, a alimentação orgânica não se resume às verduras, legumes, hortaliças e grãos. Temos de prestar muita atenção às carnes que consumimos. Gado, aves e porcos criados em confinamento são submetidos a altas doses de hormônios e antibióticos, além dos agrotóxicos e pesticidas que se depositam em suas gorduras. Opte pelo frango e ovo caipiras e pela carne de gado criado no pasto. Hoje temos ainda poucos criadouros que alimentam seus animais com grãos orgânicos e usam medicamentos homeopáticos para tratá-los. Esses criadouros recebem certificados.

À medida que o solo na agricultura tradicional se encontra envelhecido, exaurido e carente de seus nutrientes minerais, percebemos seus sinais. Essa deficiência se evidencia no nosso corpo por meio de sinais e sintomas como unhas frágeis, manchadas e riscadas, por causa de carências de cálcio, manganês e cromo. A perda de paladar pode estar relacionada com a falta de zinco, assim como as crises de herpes e gripes recorrentes. Câimbras podem ter relação com a falta de magnésio, de sódio e de potássio no controle dos impulsos nervosos.

Devemos dar importância aos minerais, pois, além de antioxidantes naturais, eles são fundamentais por otimizar as mais variadas funções no organismo, desde a formação da memória até a produção dos neurotransmissores e a estruturação óssea.

COLESTEROL

O colesterol se tornou o grande vilão e isso é um mito. Não é verdade que o colesterol seja essencialmente ruim para o organismo, pois precisamos dele, que é um dos principais hormônios do corpo. Ele envolve o sistema nervoso, a bainha de mielina na medula, protegendo esses órgãos, e é, inclusive, parte estrutural da membrana celular de órgãos em todo nosso corpo: cérebro, intestino, músculos, pele, fígado, coração.

Protege o sistema nervoso, o cérebro, os pulmões, o intestino e ainda nos protege contra os acidentes vasculares cerebrais. Atua na absorção das vitaminas A, D, E e K para as células. É precursor de hormônios esteroides e, sem colesterol, não é possível o bom desempenho dos hormônios sexuais.

A maior parte do colesterol, cerca de 70%, é sintetizada no próprio organismo. O colesterol endógeno tem caráter hereditário e é bloqueado quando o organismo começa a receber muito colesterol pela alimentação. Uma pequena parte, 30%, vem da alimentação. Pessoas com colesterol muito baixo são mais suscetíveis a doenças degenerativas da medula, ao mal de Alzheimer e também têm mais probabilidade de desenvolver diabetes. Além disso, a gordura retém calor no corpo e sustenta os órgãos. Ou seja: precisamos de gordura para nutrir células e órgãos. O que temos de observar e discriminar é a qualidade dessa gordura. As gorduras saturadas contribuem para processos inflamatórios nas artérias. As insaturadas, de origem vegetal, são excelentes para a saúde. São, por sua vez, abundantes no abacate, castanhas, gergelim, aveia, nozes e azeite extravirgem.

As mortes por doenças cardiovasculares vêm aumentando a cada ano, da mesma forma que o consumo de remédios para baixar o colesterol. Estudos demonstram que a ingestão de colesterol não tem relação direta com doenças cardíacas. Um estudo feito pelo renomado cirurgião cardíaco dr. Lundell Dwight, baseado em pesquisas com mais de cinco mil cirurgias cardíacas, revela que o grande vilão das doenças do coração e derrames são os excessos de açúcares e farinhas dos alimentos processados com óleos à base de ômega 6, que acabam por provocar inflamações crônicas nas paredes das artérias. Isso causa o aprisionamento do colesterol na artéria, levando aos entupimentos em qualquer parte do corpo.

Inibir, com medicamentos, a enzima formadora de colesterol pode trazer consequências desastrosas para a saúde: diabetes, perda de memória, disfunção sexual, dores musculares, distrofias musculares, fadiga e males do fígado. Quem usa remédios para reduzir colesterol deve fazer uso de coenzima Q 10.

Vale lembrar que, no tempo de nossos avós, que cozinhavam com banha de porco, não se morria tanto de doenças cardiovasculares como agora. Também não existiam óleos hidrogenados. Coincidência? Certamente, não.

Para garantir saúde e reduzir os riscos de doenças cardíacas e pulmonares, é preciso mudar o padrão alimentar, mudar o estilo de vida e largar os vícios, do açúcar ao cigarro. É preciso se aproximar da comida natural e se afastar de tudo que é processado. Isso requer mudanças radicais, que despendem muita energia na conquista. No entanto, é possível. O cérebro se adapta, basta começar. O que não vale é continuar se justificando. Abra o olho, porque a preguiça é a maior armadilha. Lembre-se: melhor passar por uma privação que só trará benefícios do que enfrentar as privações ocasionadas por uma doença grave.

Lembre-se: melhor passar por uma privação que só trará benefícios do que enfrentar as privações ocasionadas por uma doença grave.

Conclui-se que temos de tomar cuidado com certas informações que vêm sendo disseminadas como verdades absolutas. Melhor do que tomar remédio para colesterol é mudar os hábitos de vida. Pare de fumar, faça exercício físico, regule o estresse, consuma frutas, verduras e legumes diariamente, além de peixe, inclua óleo de coco nos seus preparos, e também vitamina B3 (niacina), vinho tinto (100ml ao dia), semente de uva, chá verde, vitamina E e azeite extravirgem. Assim, você não precisará se acomodar ao conforto dos remédios, que sempre trazem efeitos colaterais.

Na maioria dos casos de colesterol muito alto, devemos investigar a função da tireoide. O hipotireoidismo estoca colesterol no corpo.

Dê um chega para lá na preguiça, mude os hábitos e também introduza exercícios físicos na sua rotina. Não há dúvida: toda a energia despendida para prevenir uma doença é menor do que a que você vai gastar para remediá-la. Para você se animar, uma informação importante: adotando hábitos saudáveis, pode reverter a idade celular, tornando-se mais jovem em todos os sentidos. A finalidade da desintoxicação é recuperar funções orgânicas que estejam danificadas.

Entre os suplementos que ajudam nesse processo de fortalecimento da saúde, estão o ômega 3; a vitamina D3, que atua na prevenção do câncer e na fixação do cálcio nos ossos — e ainda é excelente imunoprotetora —; óleo de coco, que ajuda a emagrecer e é fonte de bom colesterol (HDL); cúrcuma, conhecido como açafrão da terra e curry, tempero típico da Índia — país com os menores índices dos males de Parkinson e Alzheimer do mundo.

Comer alimentos orgânicos é importante por tantos motivos que se torna difícil enumerá-los. Não é por acaso que vivemos a era dos suplementos. O mercado de suplementos, principalmente nos Estados Unidos, cresce a passos largos, galopantes. Por quê? Porque nossos alimentos não oferecem os nutrientes que precisamos. Uma laranja cultivada em solo ácido e tóxico, por exemplo, não tem uma quantidade significativa de vitamina C. Praticamente não tem vitamina alguma. Nós estamos carentes de nutrição. Boa parte das pessoas hoje apresenta carência de vitamina C, de zinco, de selênio, de B12, de ferro e, alarmantemente, de vitamina D. Tornou-se vital o consumo de suplementos. Quem não se alimenta de orgânicos e não toma suplementos pode ter certeza: está malnutrido.

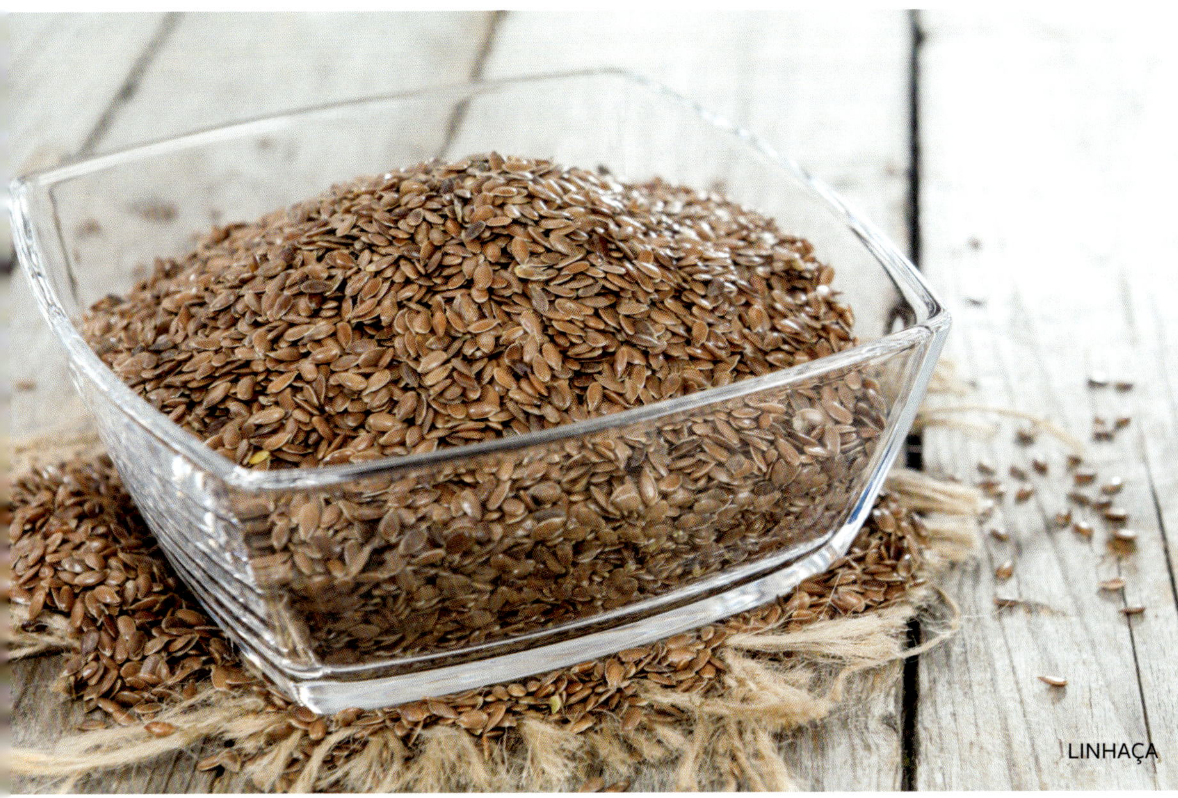
LINHAÇA

Alguns adoçantes artificiais, tipo aspartame, e outros aditivos químicos não devem ser utilizados. Alguns estudos apontam que eles podem ser prejudiciais à saúde (...)

OS CONTRAINDICADOS

Alguns adoçantes artificiais, tipo aspartame, e outros aditivos químicos não devem ser utilizados. Alguns estudos apontam que eles podem ser prejudiciais à saúde, cancerígenos e, se acumulados por muitos anos no organismo, promover alterações de comportamento principalmente em crianças, causando danos ao sistema nervoso.

Há estudos que dizem haver propriedades cancerígenas no ciclamato de sódio, adoçante artificial usado na indústria farmacêutica e de alimentos, como edulcorantes, encontrados nos refrigerantes zero, diet e light.

Corantes amarelos, vermelhos, verdes e pretos, e conservantes utilizados com substâncias químicas que aumentam a durabilidade e dão cores ao produto são muito alérgenos, principalmente em relação à alergia de pele. Tenho recebido cada vez mais casos de crianças com alergia grave a esses corantes, que devem ser evitados.

Devemos também evitar o sal refinado. É o mesmo raciocínio do açúcar refinado. Sal refinado só tem cloreto de sódio de má qualidade, que retém água dentro da célula, inchando o corpo e aumentando a pressão. Para temperar a comida, opte pelo sal marinho ou pelo sal do Himalaia. Melhor ainda é usar temperos como cominho, alho, cebola, pimenta, açafrão, manjericão, mostarda, cebolinha, salsinha, alecrim, sálvia e folhas de louro, que contêm fibras essenciais à digestão dos alimentos e à assimilação dos nutrientes. Essas opções tornam a comida extremamente saborosa.

NA CASA E NA COSMÉTICA

Um estilo de vida orgânico ultrapassa — e muito — a alimentação. Você já parou para pensar nas dosagens de metal pesado no seu corpo? Pouco se fala e a medicina convencional ainda fecha os olhos para o alumínio, o mercúrio, o chumbo, o cádmio e o arsênico que penetram seu organismo e cercam a sua vida por todos os lados. O aumento das doenças degenerativas do cérebro pode estar intimamente ligado ao metal pesado que você, sem saber, consome diariamente. Não basta dizer que a esclerose múltipla, por exemplo, é uma consequente da falha do sistema autoimune. Temos de entender por que o sistema autoimune se comprometeu a tal ponto de permitir a chegada de uma doença tão grave. Hoje já sabemos que algumas pessoas que apresentam doenças degenerativas do cérebro podem ter uma alta dose de metal pesado no organismo.

Como isso acontece? Através do xampu, da pasta de dente, do hidratante, da tinta de cabelo, dos esmaltes, do desodorante, do sabonete, do papel-alumínio que embrulha os assados, dos utensílios domésticos de alumínio, das amalgamas dentárias, das barras de cereais e dos biscoitos em embalagens de alumínio, dos sucos e do leite em embalagem Tetra Pak. Todo santo dia, você come alumínio e outros metais pelos poros, pela boca, pelo couro cabeludo. Faça uma limpeza no seu banheiro e na sua cozinha. Opte pelos cosméticos orgânicos, que não contêm alumínio na formulação. Retire da cozinha os utensílios de alumínio e também os de plástico. Uma saúde plena requer mudança radical de hábitos.

Na cozinha, o ideal é usar panelas de inox, ferro, barro ou porcelana. Talheres de prata ou inox, pirex de vidro de vários tamanhos são ideais. Procure lavar a louça com sabão de coco e faça a limpeza da pia com bicarbonato de sódio. Faça a sua parte. Não é difícil.

COMIDA *VERSUS* REMÉDIOS

Nosso consumo diário de produtos tóxicos é tão elevado que nunca se sabe o que sofrerá os primeiros danos. É um labirinto. Daí a necessidade de se ter um sistema autoimune eficiente. Ele vai dizer: "Opa, essa célula é tóxica, ela tem de ser eliminada." Existem determinadas vitaminas que fazem essa leitura no corpo como, por exemplo, o inositol, encontrado nas sementes, nos legumes e nas frutas cítricas.

Quando você não come produtos orgânicos, não tem quantidades consideráveis de vitaminas dessa ordem para fazer a triagem das células. O sistema autoimune vai ficando cada vez mais debilitado. Não é que não vamos mais ter lixo no organismo. Isso hoje em dia é inevitável. Nós somos contaminados por todos os lados. Não podemos nos colocar numa bolha e não participar da vida, com o que ela nos oferece. O importante é alcançar a homeostasia, palavra tão fundamental para a saúde. Equilíbrio é a chave.

O ciclo da saúde funciona assim: alimentação orgânica + práticas de limpeza das toxinas e exercício físico. Com isso, você terá um corpo saudável. Alergias, psoríase, rinites, sinusites, artrites, gastrites ou outras doenças crônicas do gênero estão ligadas à intoxicação. Os remédios estão nos alimentos. Por exemplo: sementes germinadas, como linhaça, chia hidratada, cereais orgânicos, banana e maçã, formam um gel e produzem o bom muco necessário ao corpo. Ajudam a evitar o câncer genital, sinusites e faringites. Sempre se ouve falar que o muco é malévolo, entope as vias respiratórias, os canais vaginais e o sistema digestivo, tornando-se a morada as bactérias.

As fibras são fundamentais para a saúde, um santo remédio. De origem vegetal, elas podem ser solúveis ou insolúveis. As fibras insolúveis não podem ser digeridas, como as encontradas nas cascas de frutas, farelo de trigo e cereais integrais. Ajudam a formar e eliminar o bolo fecal. Já as fibras solúveis são digeridas e encontradas em vegetais como brócolis, couve-flor, aveia, maçã, morango. Dão volume às fezes, contribuem para diminuir o colesterol e proporcionam sensação de saciedade. A combinação de fibras solúveis e insolúveis resulta em saúde. Se você tem uma dieta equilibrada em fibras, vai ter um ritmo intestinal diário, o que significa: menos doenças, menos toxinas, melhor sistema autoimune e melhor vitalidade.

Obviamente, as fibras devem provir de alimentos orgânicos. Está comprovado que a ingestão de fibras associada a uma flora intestinal saudável protege contra o desenvolvimento do câncer de intestino. A ausência das fibras na alimentação aumenta a colonização de bactérias, expondo o intestino às toxinas, com consequentes inflamações. As fibras têm um grande poder de desintoxicar o corpo, pois além de todos os benefícios já citados, elas têm o poder de eliminar minerais tóxicos como chumbo e mercúrio, impedindo sua absorção. O ideal é que se consuma uma porção de frutas e legumes diariamente para prover fibras ao organismo.

Mudar o estilo de vida implica mudar hábitos. O homem moderno se acomodou, está adormecido. Prefere entrar no supermercado e entulhar o carrinho com o que há de mais fácil para o consumo: os enlatados, os empacotados, os engarrafados. Estamos viciados em comida processada. Para começar a caminhada pela saúde, é preciso, primeiro, desintoxicar-se.

Desperte para sua rotina!

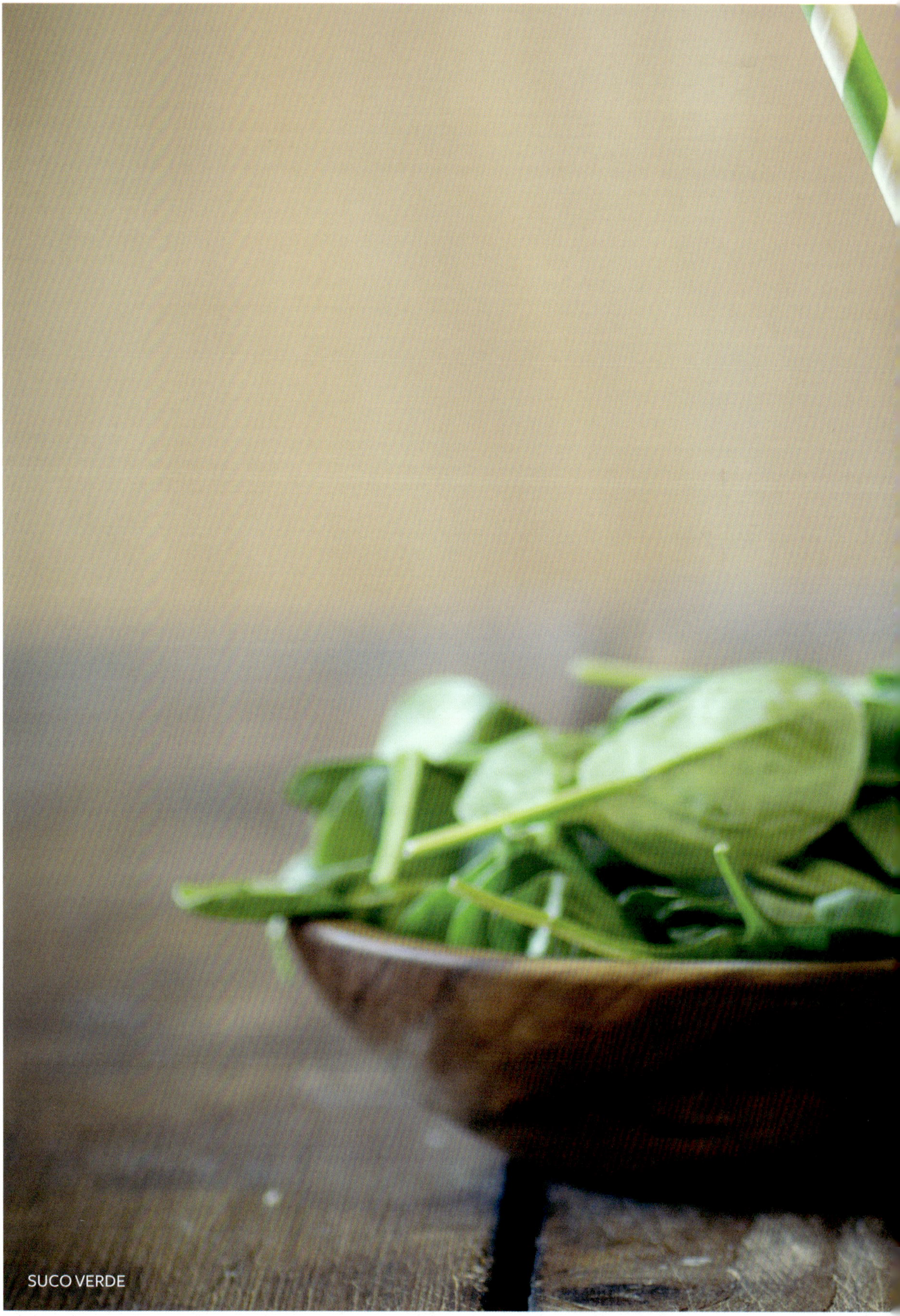
SUCO VERDE

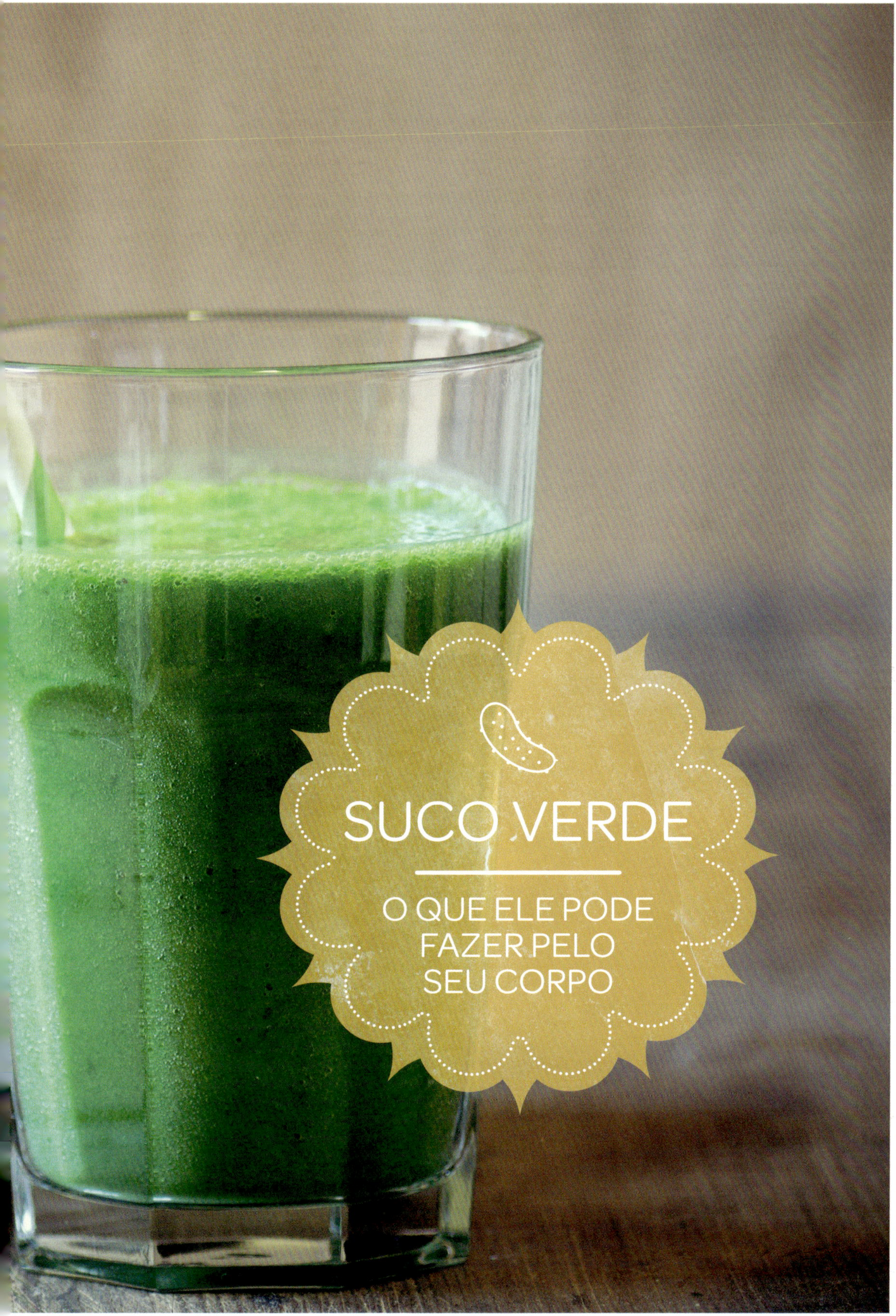

SUCO VERDE

O QUE ELE PODE FAZER PELO SEU CORPO

Esta aí uma moda que devemos seguir: suco verde. Há cerca de cem anos, cientistas isolaram o pigmento verde das plantas e o nomearam clorofila. A partir de então, inúmeras pesquisas vêm sendo desenvolvidas para entender as propriedades da clorofila e como ela pode servir ao ser humano. Descobriu-se que a molécula de clorofila lembra o heme, pigmento que, combinado às quatro cadeias de globina, forma a hemoglobina. Lembrando: a função da hemoglobina é absorver e transportar o oxigênio no sangue e liberá-lo no tecido. Em outras palavras, hemoglobina torna a vida possível.

A descoberta da semelhança entre o suco das plantas e o suco do corpo levou ao óbvio: o consumo de clorofila pelo ser humano ajuda na regeneração de células sanguíneas. O organismo simplesmente converte clorofila em hemoglobina. Qual o benefício? Os elementos ausentes nas células do corpo — seja pelo excesso de toxinas, seja pelo envelhecimento — tais como enzimas, vitaminas e hormônios, podem ser obtidos através de uma dose diária de clorofila. Ou seja: clorofila rejuvenesce o organismo. Clorofila ajuda a eliminar toxinas e a oxigenar o corpo. Com isso, combate diversos males: anemia, hemorragias, doenças crônicas (sinusites e gastrites) e até depressão.

Além de rejuvenescer, a mistura de frutas, verduras e sementes germinadas para iniciar o dia é um excelente suporte de nutrientes. Não contém açúcar refinado e farinha, gera sensação de saciedade, melhora o sistema autoimune e hidrata. Um suco verde pela manhã ajuda a alcalinizar o pH do corpo. Ao longo do dia, comemos muitas coisas que acidificam o nosso pH, como carnes e alimentos cozidos. Com o pH ácido, implementamos o ambiente para a proliferação de bactérias e vírus. Existe uma relação direta entre o pH do corpo e o teor de oxigênio dos alimentos. Quanto mais baixo o pH, menos oxigenado o organismo. A maioria das bactérias é anaeróbica, pois sobrevive em meio sem oxigênio. Então, qual é a nossa prioridade? Ingerir pela manhã um alimento que contenha pH alcalino.

A base do suco verde é a maçã. Trata-se de um alimento alcalino muito importante para produzir bom muco e eliminar o ruim. Associando a maçã a folhas verdes, pepino e aipo você tem uma bebida perfeita para regular o pH do corpo. São muitas as receitas de suco verde. Você pode incluir também raízes, como batata-doce, cenoura e inhame, para aumentar a sensação de saciedade. Após tomar o seu suco verde, espere pelo menos duas horas para se alimentar.

No intervalo de duas horas entre o suco verde e o café da manhã, seu corpo vai assimilar os nutrientes, o ferro e o oxigênio das verduras, os açúcares naturais das leguminosas e as enzimas reguladoras do pH da maçã. O suco verde virou um mito porque estamos precisando dele. Exposto a tantos tóxicos, nosso corpo urge por alimentos que alcalinizem o pH e que tragam oxigênio para o sangue. Experimente. Ao final de um mês ingerindo suco verde toda manhã, seu metabolismo se transforma. Vale lembrar: todos os alimentos verdes alcalinizam. Um santo remédio também para te acompanhar entre as refeições é o chá verde.

RECEITA DE SUCO VERDE PARA COMEÇAR O DIA:

Uma maçã, um talo de aipo, 1/2 xicara de chá de hortelã, 1/2 xicara de chá de salsinha, 1 pepino, 1 pedaço pequeno de gengibre, 1 folha de couve, sementes germinadas a gosto. Bater tudo no liquidificado e coar.

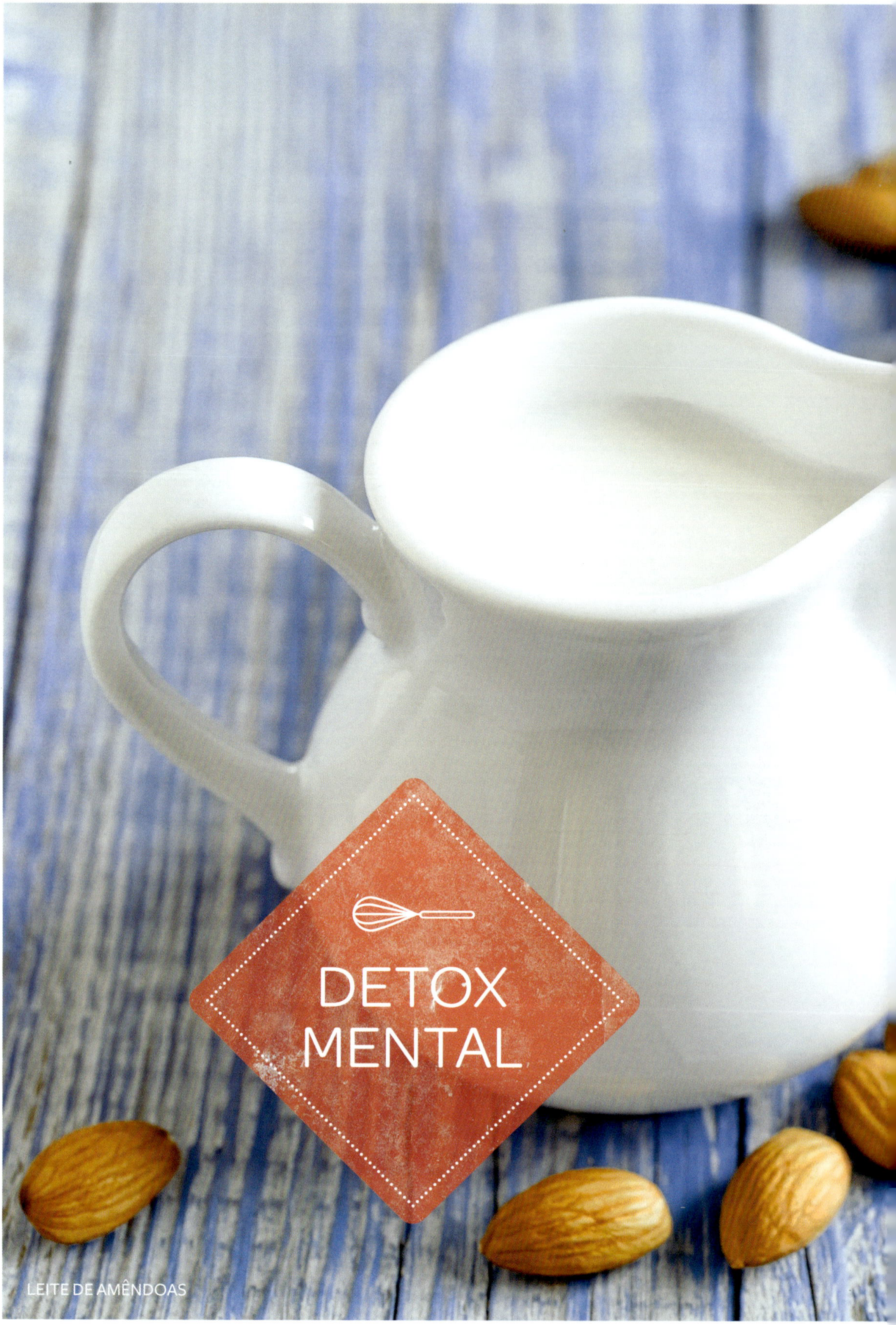

LEITE DE AMÊNDOAS

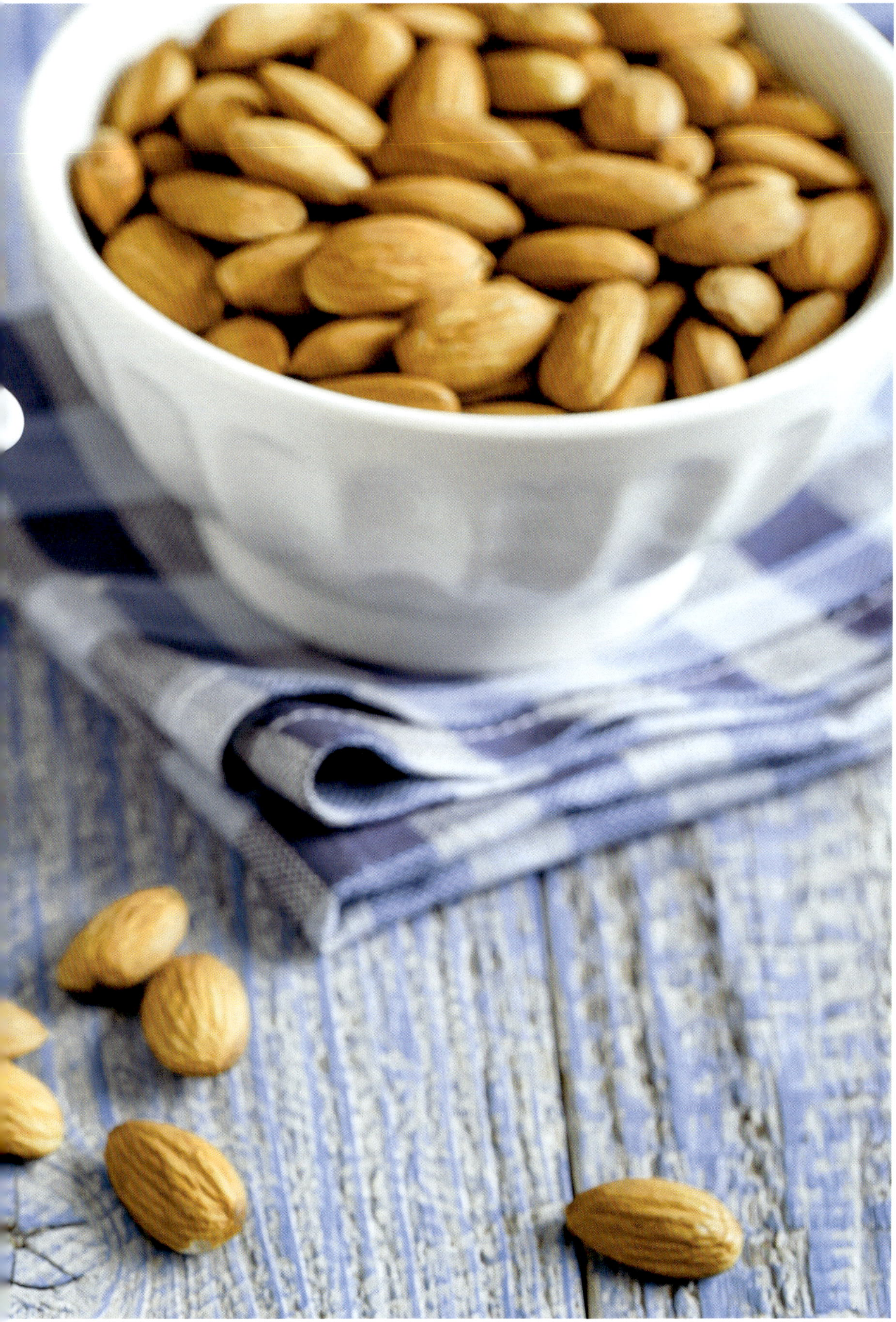

Não podemos pensar somente no detox orgânico. Temos de ir além, extrapolar a fronteira dos órgãos e penetrar na qualidade dos nossos pensamentos. Já está mais que provado e difundido o poder da mente sobre o corpo. A mente estimula e interfere na nossa bioquímica por meio dos neurotransmissores, mensageiros químicos com receptores em todos os órgãos.

Os neurotransmissores controlam as informações que chegam aos neurônios provendo ao cérebro uma incrível plasticidade. Eles são constituídos por aminoácidos, vitaminas e minerais. Temos neurotransmissores que excitam o sistema nervoso, como adrenalina, noradrenalina, dopamina, glutamato, feniletilamina e endorfina. Temos também neurotransmissores que o inibem, como serotonina, gaba, taurina e glicina. Todos eles são fundamentais para o bem-estar. Seus níveis altos ou baixos determinam alterações de comportamento.

Os níveis dos neurotransmissores são influenciados por estresse, dieta alimentar inadequada, pesticidas, agrotóxicos, metais pesados e causas genéticas. Quando em desordem, levam a um quadro de muito sofrimento, acarretando doenças como depressão, ansiedade, insônia, obesidade e fibromialgia.

Endorfina: hormônio da felicidade, do bem-estar e do prazer. Quando o nível de endorfina está baixo, a pessoa se sente sonolenta, letárgica, sensível, chora com facilidade. Tem desejo de vinho, chocolate e pão.

Gaba: influencia e estabiliza os transtornos de humor. Sua principal função é acalmar a mente, induzindo a formação de ondas alfa no cérebro. Quando deficiente, a pessoa tem tremores, ondas de calor, mãos frias, taquicardia, dificuldade para relaxar, pouca flexibilidade no corpo e irritação latente. Entre as doenças relacionadas à deficiência de gaba estão: bipolaridade, hipertensão, insônia, hipotireoidismo e falta de enzimas digestivas. Os alimentos ricos em gaba são calmantes: banana, arroz, frutas cítricas, brócolis, lentilha, batata.

Serotonina: também ligada aos transtornos de humor, está vinculada aos ciclos de prazer e bem-estar. Quando seu nível no sangue é baixo, torna-se impossível ter criatividade para resolver nossos problemas. Provoca depressão, insônia, obesidade, enxaqueca, fibromialgias, negatividade, baixa autoestima, síndrome do pânico e tensão pré-menstrual. Pode ser responsável pela violência e pelo alcoolismo. É importante garantir nossa cota de felicidade diária para ativar substâncias que rejuvenescem as células do cérebro, os neurônios. A produção de serotonina pode ser inibida por aspartame, café, refrigerante, álcool e cocaína, e estimulada por chocolate, exercícios físicos, erva-de-são-joão e carboidrato.

Acetilcolina: controla a atenção, o aprendizado e a memória. Quando o nível de acetilcolina está baixo, os indivíduos podem se tornar paralisados para resolver questões do dia a dia e apresentar sintomas de psicopatia. Tem relação com o mal de Alzheimer, quando está com níveis baixos.

Dopamina: hormônio associado ao controle dos movimentos, aprendizado, humor, emoções, cognição, sono e memória. A deficiência de dopamina se associa a desejo de açúcar, fadiga, intolerância à luz, diarreias, diminuição do desejo sexual e incapacidade de realizar tarefas diárias. Doenças associadas: Parkinson, obesidade e autismo. Os alimentos que contêm mais dopamina são café, cereais, germe de trigo, tofu, presunto, abacate, peixe e feijão branco.

Adrenalina: é produzida pela medula das glândulas suprarrenais. Em excesso, provoca aumento da frequência cardíaca. Está relacionada a ansiedade, hiperatividade e estresse. Substâncias que aumentam a adrenalina: café, vitamina C, *ginkgo biloba*, spirulina e açúcar.

Noradrenalina: quando em doses adequadas, permite que não nos preocupemos com coisas desnecessárias e nos dá equilíbrio. No entanto, se aumentada, transforma-se em adrenalina e produz forte estresse mental. Está ligada a hipertensão, resistência à insulina, obesidade e estresse, e sua deficiência está relacionada com fadiga, baixa concentração, fadiga da glândula adrenal e cortisol baixo. A maior parte dos estados depressivos apresenta serotonina e dopamina baixas e noradrenalina alta.

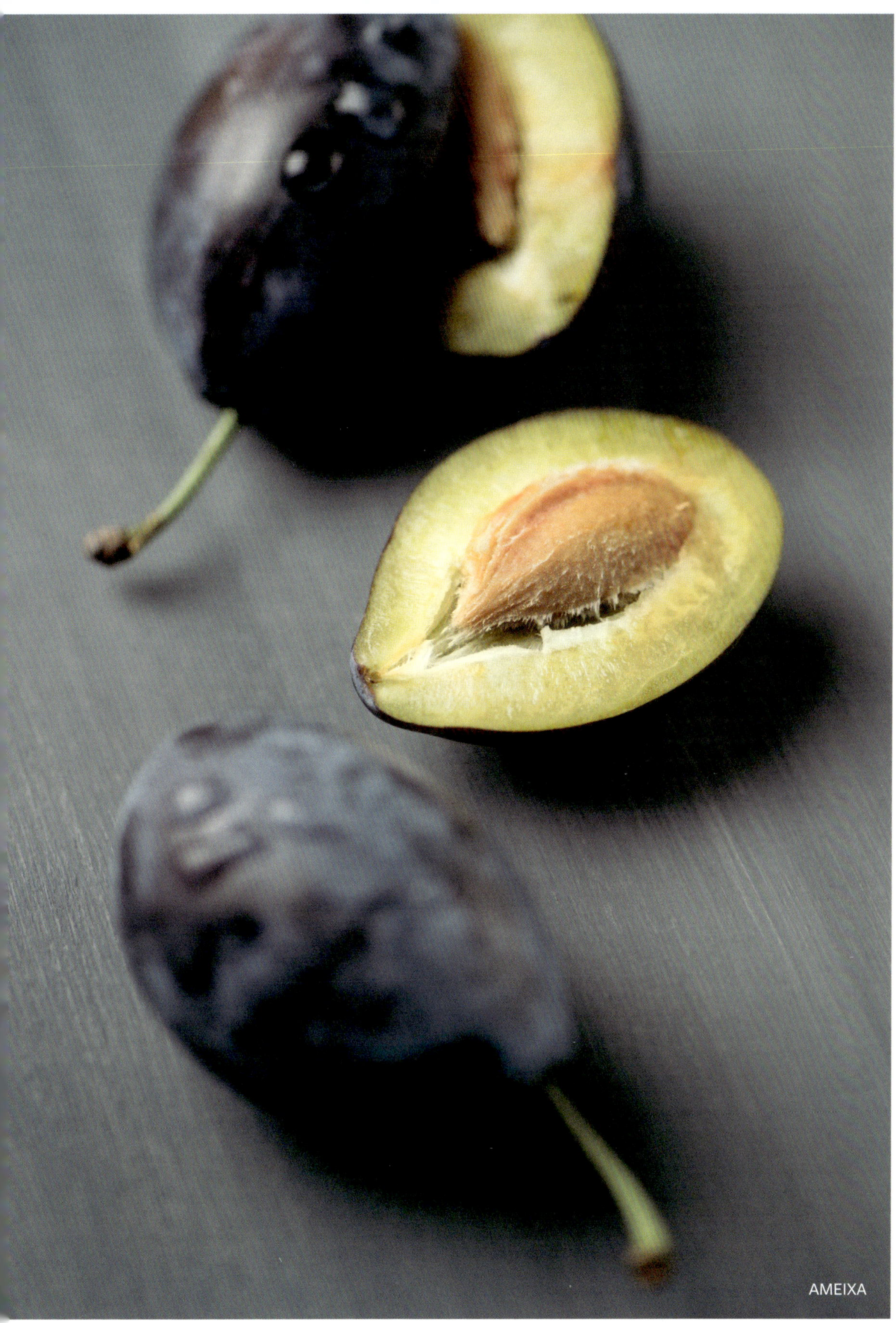
AMEIXA

Vamos agora entender a nossa energia vital, de onde ela vem e como regula nossas funções físicas, mentais e espirituais, através da identificação e avaliação dos chacras.

O que são, afinal, os chacras? São centros de energia, criados pelo intercruzamento de todas as modalidades de energia que existem em nós, que nos ligam ao universo multidimensional, criando vórtices que captam, assimilam e transmitem ao nosso corpo físico as vibrações do universo. Essas vibrações chegam por meio da medula espinhal, dos gânglios nervosos e do sistema endócrino. Cada chacra possui uma frequência diferente que influencia um resultado na função fisiológica do organismo e também na percepção psíquica, interferindo no comportamento.

A maneira como conseguimos lidar com os ensinamentos que nos chegam pelos chacras depende da qualidade da nossa saúde. Isso nos faz concluir que o desequilíbrio da energia dos chacras contribui para a formação de doenças. Assim como necessitamos de nutrientes físicos para o bom funcionamento celular, precisamos de nutrição energética, de força vital, de *chi* ou prana. Os desequilíbrios começam aí, no campo energético, para depois acessar o corpo físico.

Quando dizemos que um chacra está fechado, hipoativo, significa dizer que a energia não alcança satisfatoriamente essa parte do corpo, por sensações de medo, de culpa e baixa autoestima. Sentimos, assim, um vazio que, certamente, levará a doenças degenerativas, como câncer, se permanecermos nesse padrão por muitos anos.

Um chacra também pode estar sobrecarregado por excesso de estímulo emocional, trazendo hiperatividade física. Isso ocasiona uma produção desordenada de células, podendo resultar no aparecimento de tumores e inflamações, como hipertireoidismo, cálculos biliares, dores de cabeça, pólipos e miomas.

O chacra é a ponte entre o corpo físico e o corpo energético. Nossos pensamentos e nossas emoções são gatilhos para a qualidade da nossa força vital que, por sua vez, alimenta a nossa saúde. Quem só tem pensamentos negativos atrai uma frequência vibracional que torna impossível a cura física.

Então, como cuidar da mente para que nosso corpo não sofra? Precisamos expressar adequadamente nossas emoções para não acumular raivas, tensões, ressentimentos, ódio e rancor. Tais sentimentos influenciam os neurotransmissores, que acabam por atingir nossos órgãos e nos expõem às doenças.

Para ter saúde, precisamos eliminar tanto os nossos resíduos biológicos como nosso lixo emocional. Acumular sentimentos negativos nos corrói por dentro. A chave é assumir a responsabilidade e reexaminar sempre os hábitos e os pensamentos diários. Quando nos cercamos de emoções negativas, impedimos que o amor penetre no nosso ser. Ressentimentos só ferem a nós mesmos. Limpe o corpo e a mente, porque esta é a receita de bem-estar.

Nosso corpo físico é sensível às vibrações decorrentes do que sentimos e pensamos. Tudo, absolutamente tudo que se pensa repercute no corpo e traz consequências, assim como tudo que se come. O detox mental começa pela percepção de que precisamos abrir e elevar a nossa consciência, conhecendo a nós mesmos, conhecendo a nossa mente e tendo controle sobre os pensamentos. Assim, estamos disseminando saúde e não doença.

Não somos seres isolados e, sim, seres multidimensionais. Estamos inexoravelmente ligados a tudo e a todos. Vivemos em uma rede quântica. Somos movidos pela mesma energia criadora do universo. Somos, pode-se dizer, cocriadores do universo e da nossa realidade, responsáveis pela nossa saúde e também pelas nossas doenças.

A medicina holística ensina que nós possuímos quatro corpos: o físico, o mental, o emocional e o espiritual. Eles precisam operar juntos, alinhados e equilibrados para que haja harmonia e saúde. Quando não estão sintonizados entre si, experimentamos uma gama de transtornos tanto físicos quanto mentais. Uma receita infalível para conseguir esse equilíbrio é a meditação. Através do simples ato de fechar os olhos e simplesmente observar, respirar profundamente e acalmar a mente, sem se identificar com nada que venha à sua tela mental, alcança-se outra frequência cerebral, outra frequência química.

A meditação é hoje um tratamento para a depressão, para aumentar a concentração e ativar eletricamente novos padrões mentais.

A meditação é hoje um tratamento para a depressão, para aumentar a concentração e ativar eletricamente novos padrões mentais. Temos de nos observar, observar nosso comportamento. Os maus pensamentos desaguam, com certeza, em doenças.

Vamos agora falar especificamente sobre cada um desses vórtices de energia, os chacras. Visualize-os como rodas ou pratos que ficam girando no campo energético, em um movimento espiral adicionando energia ao metabolismo, determinando processos fisiológicos em todo organismo ou parados nos desenergizando. Acredite: eles são mais palpáveis e reais do que você imagina.

Os chacras se localizam a cerca de 15cm do corpo físico e giram na altura das sete glândulas endócrinas: pineal, hipófise, tireoide, timo, pâncreas, ovário/testículos e adrenais. Em um corpo saudável, cada chacra gira a uma grande velocidade, permitindo que a energia da força vital flua através do sistema endócrino, que metaboliza essa energia, otimizando nossa produção hormonal. Quando o fluxo de energia se encontra restrito por maus pensamentos ou emoções negativas, o resultado é a perda de saúde.

Uma lição importante é: as pessoas precisam ser ensinadas e educadas a respeito das interações cruciais entre seus quatro corpos. Depois que começamos a entender isso, compreendemos que somos seres espirituais em luta contra as limitações do corpo físico. Nossa consciência começa a mudar. Cada chacra está associado a uma questão espiritual, emocional e física.

Quando somos agredidos por algum agente bacteriano, fúngico ou viral, a doença vai se manifestar onde o elo está mais fraco. Ou melhor: onde nos tornamos mais vulneráveis, no chacra que se encontra mais desordenado energeticamente.

Todos nós carregamos traumas, memórias desfavoráveis, que foram impressas em nós desde a infância. Para nos curarmos, é preciso reprogramar a mente, libertando-nos do passado. Como se faz isso? Está comprovado que repetições com afirmações positivas, feitas diariamente, além de meditação, terapia e homeopatia podem apagar memórias de medo, culpa e inadequação, dando lugar a atitudes mais positivas.

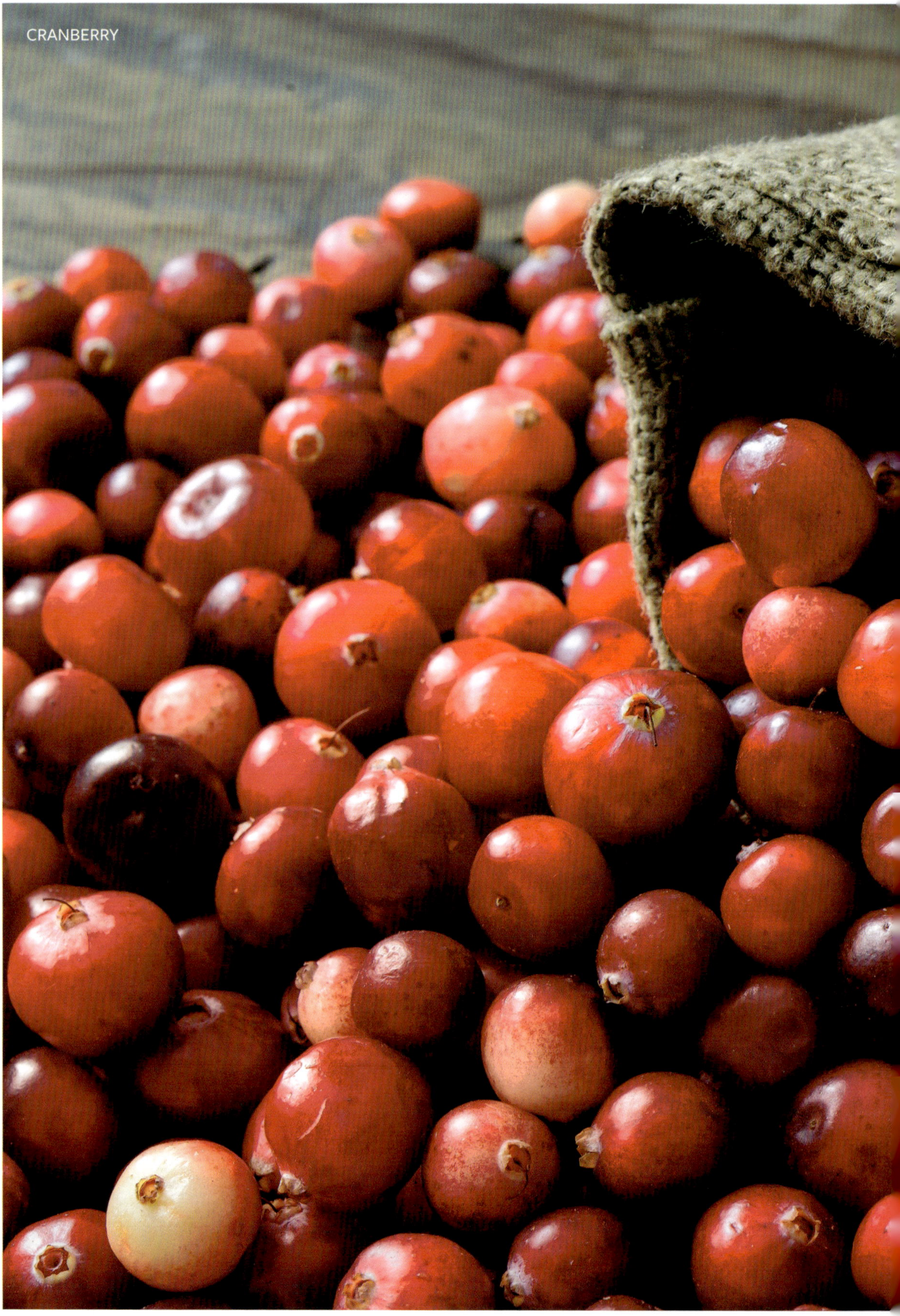

O chacra é o que rege, é o campo elétrico dos órgãos, é a energia vital que experimentamos no nosso corpo, oriunda de um sentimento. Exemplos:

- quando nos apaixonamos, experimentamos essa energia no coração;
- quando pensamos, a energia se manifesta na cabeça;
- quando temos medo, sentimos fraqueza nas pernas;
- quando sentimos tesão, a energia vai para a pelve;
- quando estamos tímidos, a garganta sufoca;
- quando estamos deprimidos, há um vazio na cabeça.

A relação entre corpo e mente é indissolúvel e poderosa.

Vamos entender os chacras, começando de baixo para cima. Veja onde você identifica seus bloqueios e talentos.

Chacra básico (cor vermelha): localizado no períneo, entre o ânus e os órgãos genitais. Representado pelo elemento terra, seu verbo é ter. As palavras-chaves são raiz, autopreservação, instinto de sobrevivência, motivação, disposição. É o chacra da nutrição e do acolhimento que tivemos até os sete anos de idade. Se formos bem-acolhidos, teremos uma base firme para os desafios da sobrevivência. O chacra básico nos dá força motivacional para levar uma rotina com alegria e pé no chão. A glândula relacionada é a adrenal, que regula o intestino. Quando uma pessoa tem muita prisão de ventre, indica que mantém padrões e memórias equivocados e que está presa ao passado. Já quando tem propensão à diarreia, significa que tem dificuldade de absorver ou assimilar o presente. O chacra básico é sinônimo de segurança, confiança, alegria. Desequilibrado, gera apego material, possessividade e violência.

As doenças relacionadas são: prisão de ventre, diarreia, hemorroida, varizes, obesidade, problemas ósseos e metabólicos com tendência a inchaço nos membros inferiores.

Uma boa maneira de ativar esse campo energético é andar com os pés descalços na terra.

Chacra sexual (laranja): fica localizado dois dedos abaixo do umbigo. As palavras-chaves são sexualidade, fertilidade, reprodução, humor, diversão, espontaneidade, poder feminino, envolvimento, prazer na vida. O verbo é querer. O elemento é água. As glândulas correspondentes são o ovário, a próstata e os testículos. Esse chacra é o centro das emoções, da energia sexual e do fluxo natural dos sentimentos. Se não está funcionando bem, pode gerar recusa, negação da sexualidade, levando a frustrações, traumas e conflitos. As doenças relacionadas são: infecções genitais como a candidíase, problemas menstruais, ovário policístico, miomas, endometriose, cistos de ovário, ejaculação precoce, infertilidade, cistite. Quando este chacra é hiperestimulado, nós nos tornamos superemocionais, com tendência a dramatizar os problemas com certa histeria, sexualmente insatisfeitos e em uma eterna busca pela qualidade. Se obstruído, tendemos a ficar apáticos, nos tornamos resistentes a envolvimentos, perdemos a libido por repressão sexual. A dança e a natação podem nos ajudar a liberar a energia da pelve

Chacra do plexo solar (amarelo): está localizado logo abaixo de esterno. É o chacra do poder pessoal, do controle da própria vida e da autoimagem. O elemento é o fogo. A glândula correspondente é o pâncreas. As palavras-chaves são poder, força de vontade, clareza mental, autoridade, carisma e presença. É a imagem que a pessoa projeta para expressar suas opiniões. As correlações físicas estão no aparelho digestivo: problemas de vesícula, de fígado, de baço, estomacais, e diabetes, além de úlceras. Também rege o metabolismo. Quando obstruído, nos sentimos cansados, amedrontados, retraídos, inseguros, subservientes e ressentidos com os outros. Se excessivamente estimulado, podemos nos tornar arrogantes, opressores, donos da verdade, controladores, ditadores. O estresse pode ser causado por obstrução desse plexo, uma vez que nos sentimos impotentes para controlar a vida, reagindo com raiva desmedida. O desequilíbrio desse chacra leva a transtornos digestivos.

Temos de ser quem verdadeiramente somos para conquistar o seu equilíbrio. Se continuarmos a mentir para nós mesmos, estamos dizendo sim às doenças e não à vida.

Chacra cardíaco (verde): localizado no nível do coração, simboliza o elemento ar. Está ligado aos sentimentos profundos, amor por si e pelo próximo, compaixão, entrega. As palavras-chaves são tolerância, paciência, perdão, paz e amor. Não é por acaso a ocorrência cada vez maior de doenças cardíacas, como infartos, isquemias, hipertensão arterial, endurecimento arterial, entupimentos de vasos, acidentes vasculares e doenças degenerativas. O egoísmo, a insanidade, a dureza, o ódio, o mau uso do poder, o desprezo frente ao sofrimento da humanidade, o cinismo são as verdadeiras doenças do nosso século, que repercutem no nosso corpo físico e no coração, causando problemas como o endurecimento arterial. Se o ser humano não mudar seus padrões de comportamento, procurando se aproximar do outro e da natureza pela compaixão e pela empatia, a tendência é o aumento das doenças cardiovasculares e autoimunes, que estão diretamente ligadas a esse chacra. A glândula correspondente é o timo, que nutre energeticamente o coração e o sistema imunológico. Se estiver obstruído pela incapacidade de amar, o sistema imunológico será comprometido, criando tendência a câncer e doenças autoimunes. Se for hiperestimulado, nos tornamos hipersensíveis, com tendência a ceder e usar mal nossos limites, perdendo energia por excesso de doação.

Chacra laríngeo (azul-celeste): localizado no pescoço, está relacionado à garganta, cordas vocais, laringe, faringe, nuca e queixo. O sentido é a audição e a glândula correspondente é a tireoide. As palavras-chaves são comunicação, autenticidade, criatividade, lealdade, sinceridade, realização e purificação. É o centro da vontade e o elemento associado é o éter. Se este chacra está obstruído, os reflexos são timidez, incapacidade de falar em público e dificuldade de se expressar. Quando está hiperativo, há a tendência a falar demais, a mentir, a adquirir vícios, compulsões, teimosia e dificuldade de mudar padrões. A abertura desse nível de consciência nos permite a realização espiritual, por meio do encontro dos nossos talentos e dos dons para alcançarmos os nossos mais elevados desígnios. O desequilíbrio desse chacra pode ocasionar hipo ou hipertireoidismo e doenças degenerativas.

Chacra frontal (azul-marinho): está localizado entre as sobrancelhas. O elemento é luz. É o chacra da visão e da percepção intuitiva. A glândula correspondente é a hipófise (pituitária). Temas relacionados: memória, sonhos, ideias, concentração, discernimento, clareza mental, percepção visual e auditiva. É o nosso centro intuitivo, chamado "terceiro olho". Se tivermos pouca energia nesse centro, podemos ter dores de cabeça, sinusites, cansaço mental, falta de memória e de concentração e confusão mental, além de não nos lembramos dos nossos sonhos. Se o chacra estiver muito aberto, podemos experimentar delírios, interpretação equivocada da realidade, excesso de julgamentos e pensamentos críticos extremados.

Chacra coronário (violeta): localizado no topo da cabeça, está ligado à qualidade dos nossos pensamentos, ao autoconhecimento e à busca dos nossos propósitos espirituais. Temas: consciência, espiritualidade, conhecimento, meditação, fé e esperança. Trata-se do nosso nível mais abstrato. Nosso portal para consciência superior e nossas crenças. Sua glândula é a pineal. No nível físico, está ligado ao funcionamento do sistema nervoso. Se fechado esse padrão de conexão, nos sentimos sem fé, perdidos quanto ao nosso real propósito na vida, sem esperança e otimismo; nós nos tornamos pessoas pessimistas, negativas e desesperadas, podendo desenvolver psicoses.

Como se viu, os chacras correspondem às glândulas vitais do nosso corpo e à nossa dinâmica. Eles são como um mapa das nossas fraquezas, pois indicam onde nos sentimos mais vulneráveis e frágeis. Com os chacras abertos e funcionando equilibradamente, podemos evoluir espiritualmente, encontrar o nosso propósito na vida. A energia que penetra no nosso corpo por meio dos chacras é proveniente do cosmo e também dos ambientes que frequentamos e das pessoas com quem convivemos. Desintoxicar-se mentalmente é limpar a poeira que cobre e abafa o nosso eu. Ou seja: a nossa verdadeira essência.

Hipócrates, o pai da medicina, já dizia que enquanto cada ser humano não ativar em si essa força essencial da natureza que habita em todos nós, não existe cura verdadeira. A vida contemporânea está nos afastando cada vez mais de nós mesmos. E, por consequência, da própria natureza. Vivemos em desordem, desgovernados, desconectados. Precisamos, com urgência, nos desintoxicar mentalmente. Como fazer isso? Através de práticas disciplinares que proporcionam a ligação com Deus, seja pela religião, seja por meio de atividades de autoconhecimento.

A homeopatia ajuda a expandir a consciência, equilibrando nossos pensamentos e nossa força de vontade por meio da restauração da força vital, que, uma vez desordenada, é causa de enfermidades físicas e mentais.

Existem muitas práticas benéficas nesse sentido: meditação, fitoterapia, exercícios respiratórios, arte, música, dança. Não podemos passar a vida identificados com padrões culturais que nos impõem a falta de todas as crenças. É preciso crer.

As sociedades modernas são limitadoras, aprisionam o homem pela racionalidade. Livre-se. Seja você mesmo. Não alimente máscaras, que só causam sofrimento e doenças. O aprisionamento à forma restringe o campo de visão, desperdiçando a realização plena dos talentos. A cura se dará quando você for capaz de sair do condicionamento para o equilíbrio, desbloqueando o que está reprimido por padrões mentais equivocados. Seja feliz, pois esta é a sua única obrigação.

As sociedades modernas são limitadoras, aprisionam o homem pela racionalidade. Livre-se. Seja você mesmo. Não alimente máscaras, que só causam sofrimento e doenças.

ESTOU INTOXICADO?

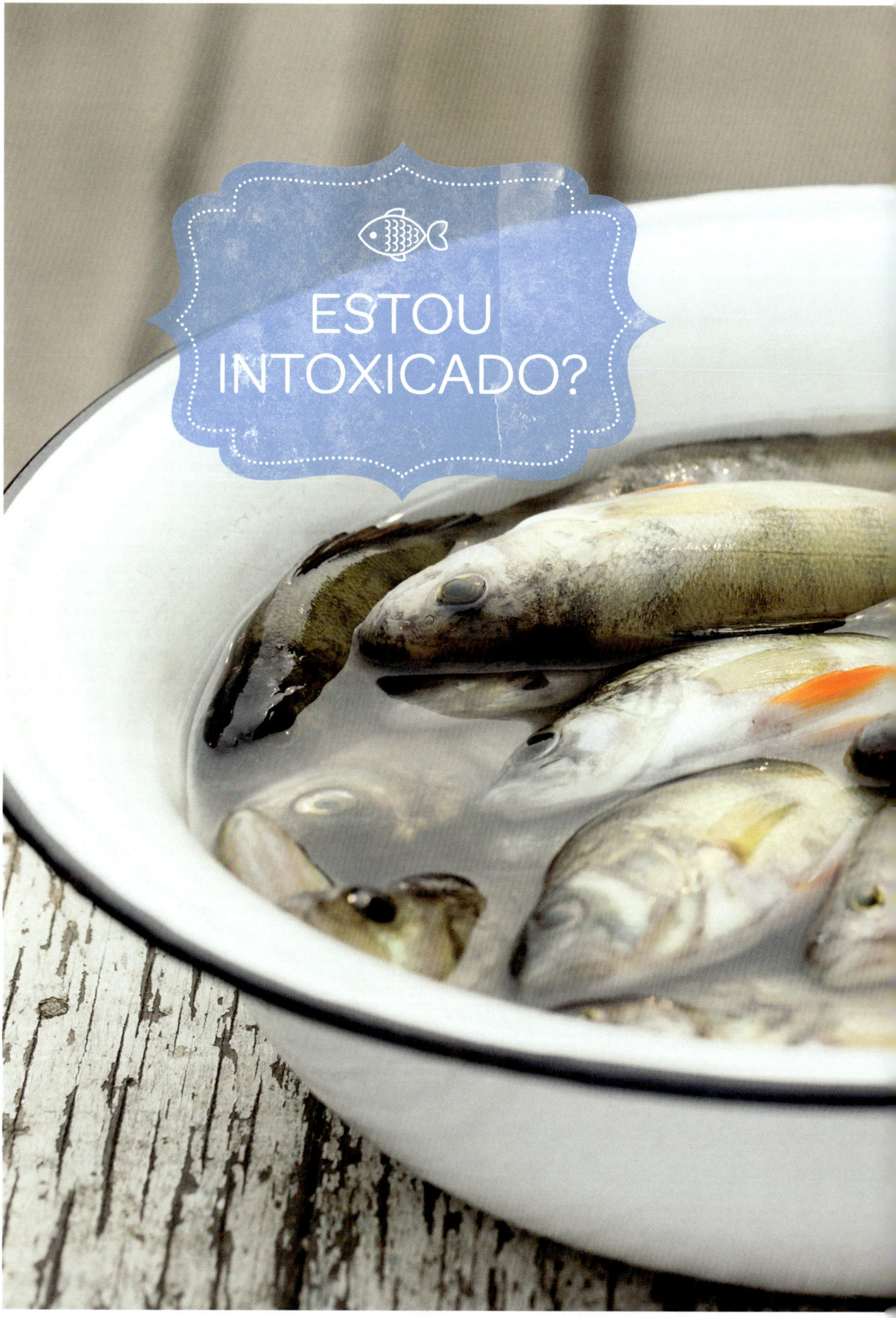

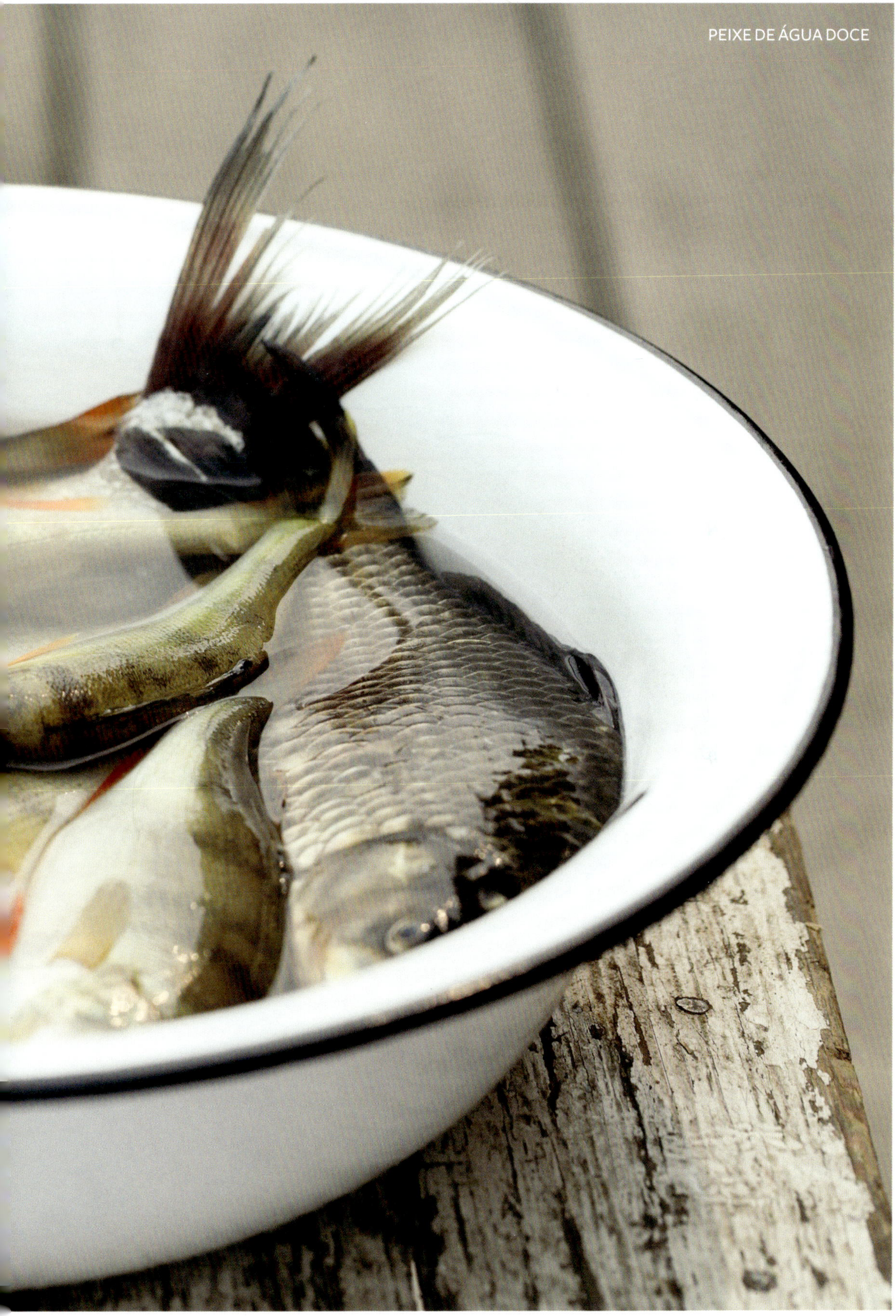

A intoxicação pelo acúmulo de resíduos tóxicos, proveniente da exposição a agrotóxicos, pode se dar de maneira aguda ou crônica. Os agrotóxicos do tipo organoclorados, como DDT, DDD, BHC, aldrina e endosulfan, muito utilizados nas culturas do tabaco, das batatas, dos morangos e dos tomates, estão, segundo pesquisas, associados ao grande número de suicídios no Rio Grande do Sul.

Esses agrotóxicos são responsáveis por três grupos de doenças: polineuropatia (fraqueza progressiva dos músculos, que pode evoluir para paralisia), síndrome intermediária (paralisia dos músculos do pescoço, das pernas ou do pulmão) e efeitos comportamentais (insônia, ansiedade, depressão, retardo nas reações).

EXPOSIÇÃO DE FORMA AGUDA

→ Irritação
→ Ansiedade e angústia
→ Tremores no corpo
→ Tonteiras, vertigem
→ Dores de cabeça
→ Alterações visuais
→ Salivação excessiva
→ Náuseas, vômitos e cólicas
→ Irritação no nariz, nos olhos e na garganta, provocando tosse e lacrimejamento.

EXPOSIÇÃO DE FORMA CRÔNICA

→ Desenvolvimento de doenças debilitantes, como polineurites, traqueítes, enfisema, hipertensão, hepatite crônica, gastrite, acidez gástrica, leucopenia, dermatites, eczemas, conjuntivites.
Para saber qual o nosso nível de intoxicação, podemos dosar a enzima colinesterase no sangue. Quando essa enzima está baixa, indica maior grau de toxinas circulantes.

De acordo com a Organização Mundial de Saúde, as intoxicações por agrotóxicos são da ordem de três milhões de casos anuais, sendo dois milhões concentrados nos centros mais desenvolvidos. O Brasil está entre os maiores usuários de agrotóxicos.

Estima-se que cinco mil trabalhadores brasileiros morram anualmente devido à exposição aos agrotóxicos. Uma recente pesquisa da Agência Nacional de Vigilância Sanitária revelou que frutas e verduras consumidas pelos brasileiros têm 80% de contaminação por agentes tóxicos.

Quanto mais intoxicado o corpo está, maior necessidade de repouso. O organismo trabalha a eliminação e a mobilização das toxinas da segunda metade da noite até o amanhecer. Uma pessoa muito exposta a estímulos agressivos precisa de descanso, de relaxamento e de uma boa digestão para eliminar as substâncias nocivas. Quem sente muito mal-estar pela manhã, normalmente, apresenta um alto índice de intoxicação. É um sintoma provocado pelo esforço dos órgãos excretores na tentativa de se livrarem das toxinas.

Sintomas visíveis de intoxicação: pálpebras inchadas, olhos vermelhos, escleróticas amarelas, nariz entupido, boca seca, língua coberta por placa branca, mau hálito, aumento do volume abdominal, dor no couro cabeludo, dores pelo corpo, problemas de pele e de cabelo, fadiga, raciocínio lento, memória falha, indecisão. Não devemos esquecer que as fontes de nutrição do corpo estão na alimentação, na hidratação, na respiração e na atividade física. Quando perdemos a harmonia nessas funções, estamos sujeitos às doenças.

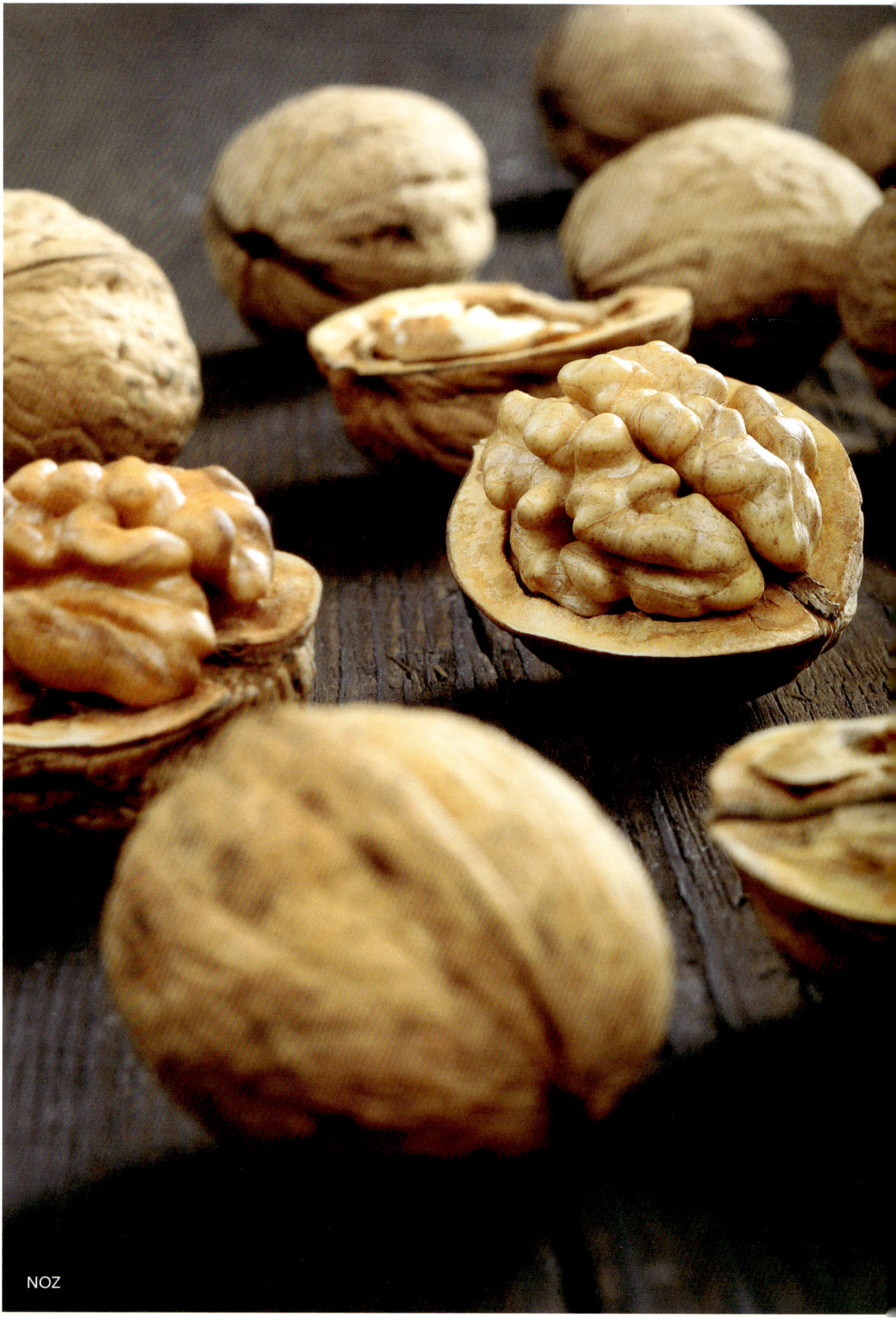

NOZ

AUTODIAGNÓSTICO PELA MEDICINA HOLÍSTICA

PELAS PUPILAS

Quando as pupilas recebem luz, entram em miose. Ou seja: contraem-se. Se o sistema nervoso está forte, se não foi danificado por toxinas, as pupilas permanecem em miose por pelo menos dez segundos até começarem a reagir. Se você estimular a pupila com luz ela começa a contrair e relaxar imediatamente, existe uma debilidade no sistema nervoso — ele está enfraquecido, alterando certamente o comportamento.

PELA COR DA PELE FACIAL

Quando o contorno em volta dos lábios tem uma cor diferente da cor das maçãs do rosto, pode ter certeza: algo está consumindo a sua glândula adrenal. Ela está estressada e intoxicada e, sendo assim, precisa de sangue, pois essa região é muito vascularizada. A suprarrenal puxa o sangue dessa região, deixando uma coloração parda e esbranquiçada. Na região do bigode aparecem, precocemente, rugas.

PELOS DEDOS

Se as linhas das pontas dos dedos, as impressões digitais, estão muito pronunciadas, com linhas verticais, ocorre uma profunda desidratação. E se as linhas pronunciadas forem horizontais, é por falta de proteínas e desnutrição do organismo. Essas linhas devem ser como digitais, em circunferência.

PELOS REFLEXOS

Os reflexos patelares e os reflexos dos tendões de Aquiles não podem estar nem exaltados, nem fracos. Reflexo exaltado indica fadiga, hipersensibilidade, falta de energia para segurar a estrutura do corpo. Ou seja: está chegando muito pouco estímulo do sistema nervoso. A maioria das pessoas que possui hipotireoidismo tem o reflexo do tendão de Aquiles enfraquecido — quando testadas, essas pessoas abaixam o pé mais rápido do que o levantam. O saudável é levar o mesmo tempo para fazer os dois movimentos.

PELA TEMPERATURA

Quem confere a temperatura ao nosso corpo é a tireoide. Se a temperatura estiver abaixo de 36,2ºC, a energia está muito baixa. A tireoide não está produzindo estímulos e hormônios necessários para reter calor no corpo. Um corpo frio significa pouca oxigenação e propensão a desenvolver doenças. Os micro-organismos, como bactérias e vírus, ganham vida em um ambiente interno de pouco oxigênio. A pessoa sente cansaço e fadiga. Não consegue promover a energia que precisa para otimizar seu dia e sua rotina. A temperatura ideal é 36,5ºC. Quando a temperatura está alta, você está acionando o sistema autoimune para produzir calor e combater a doença. Febre é um indicativo de sistema autoimune competente. A temperatura é uma referência importante no acompanhamento do tratamento do hipotireoidismo.

Já falamos da contaminação pelos plásticos no capítulo referente às toxinas, mas precisamos ressaltar, enfatizar, bater na tecla do perigo que eles, os plásticos, representam para a saúde. Outra toxina, além dos ftalatos, que é embutida nos plásticos chama-se bisfenol, usada para tornar o plástico mais maleável. Ela tem uma ação poderosamente negativa no sistema autoimune. É cancerígena, altera o sistema reprodutor, diminuindo a fertilidade, e causa danos ao sistema cardiovascular.

Sabemos que os alimentos embalados em recipientes plásticos são contaminados gradativamente pelo bisfenol. Água, leite, sucos, frutas, legumes, verduras, tudo está sujeito à contaminação, já que o contato com a embalagem se dá por longos períodos de tempo. A contaminação aumenta quando as embalagens ficam expostas ao calor. Se você deixa uma garrafa de água no sol, por exemplo, ela vira veneno.

O bisfenol é considerado um xenoestrógeno. Quer dizer: é uma substância que imita a função do estrogênio, o hormônio feminino. Como no corpo, tanto do homem quanto da mulher, existem receptores de estrogênio, o bisfenol — ou BPA — interfere na ação desse hormônio e funciona no lugar dele.

Nas mulheres, isso acarreta hiperdosagem de estrogênio, aumentando a suscetibilidade ao câncer de mama. Nos homens, aumenta a chance de câncer de próstata. Garotos muitos expostos ao bisfenol tendem a ter alterações das características masculinas: diminuição do pênis, má formação da uretra, redução dos espermatozoides, puberdade tardia. Em crianças de ambos os sexos, o bisfenol pode gerar desordens nos órgãos genitais, obesidade e diabetes tipo 2.

Países como Canadá, Costa Rica, Dinamarca e alguns estados americanos já proibiram o uso dos ftalatos, usados para amolecer os plásticos — e que produzem o bisfenol. No Brasil, as discussões sobre as consequências maléficas dessa toxina são recentes e entraram agora na pauta do Ministério Público Federal, com abertura de inquéritos para investigação.

Nos Estados Unidos, algumas embalagens plásticas vêm acompanhadas de selo "BPA Free", que supostamente garantem a ausência da substância. Por aqui, o BPA ainda é utilizado, desde que se obedeça as exigências da agência nacional, Anvisa, que limita o uso em 0,6mg para cada quilo de plástico.

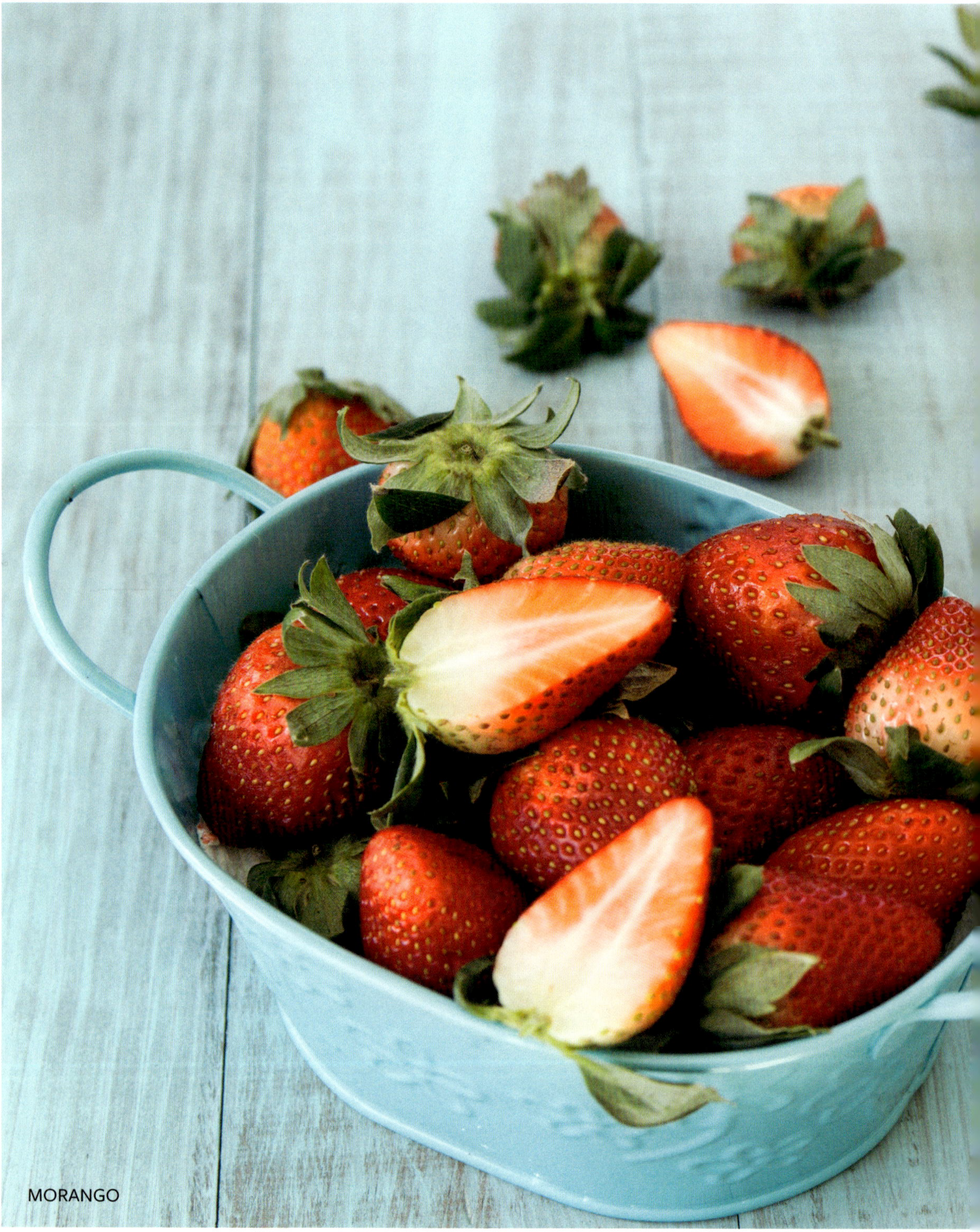

MORANGO

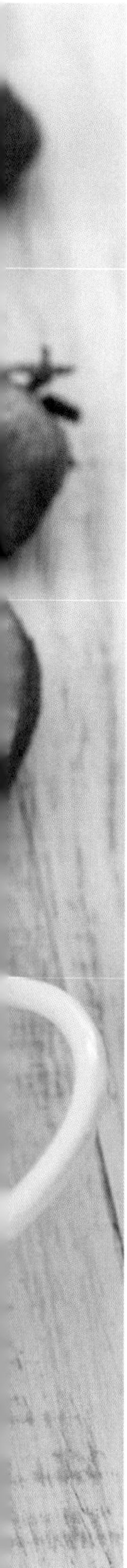

Segundo o órgão, essa quantidade não apresentaria perigo à saúde. Em algumas embalagens no Brasil, já se veem selos de certificação. Geralmente, o bisfenol está presente no plástico número 7. Selos com números inferiores, como 3 ou 5, estariam livres da contaminação.

Em contrapartida, alguns especialistas acreditam que tais medidas não são seguras. O plástico indicado pelo número 7, sem dúvida, é o que contém mais bisfenol, mas ainda não temos garantia que os outros, inclusive os que vêm acompanhados do selo de "BPA Free", sejam menos agressivos à saúde.

PARA NOS DEFENDER DO BISFENOL, PODEMOS TOMAR ALGUMAS PROVIDÊNCIAS CASEIRAS:

→ Lavar muito bem, em água abundante, legumes, verduras e frutas;
→ Não congelar alimentos em embalagens plásticas;
→ Não aquecer alimentos no micro-ondas em vasilhas plásticas;
→ Para aquecer um alimento, prefira sempre o banho-maria;
→ Não tomar cafezinho em copo de plástico;
→ Reciclar o lixo para que cada vez haja menos plástico estocado na natureza.

PARA NOS DEFENDER DOS AGROTÓXICOS

→ Dar preferência aos produtos da estação, pois exigem menos agrotóxicos para o cultivo;
→ Evitar alimentos conhecidos pelo alto uso de agrotóxicos, como tomate, batata, pimentão, mamão, morango e pêssego. Só consuma esses alimentos se forem orgânicos;
→ Beber água ionizada.

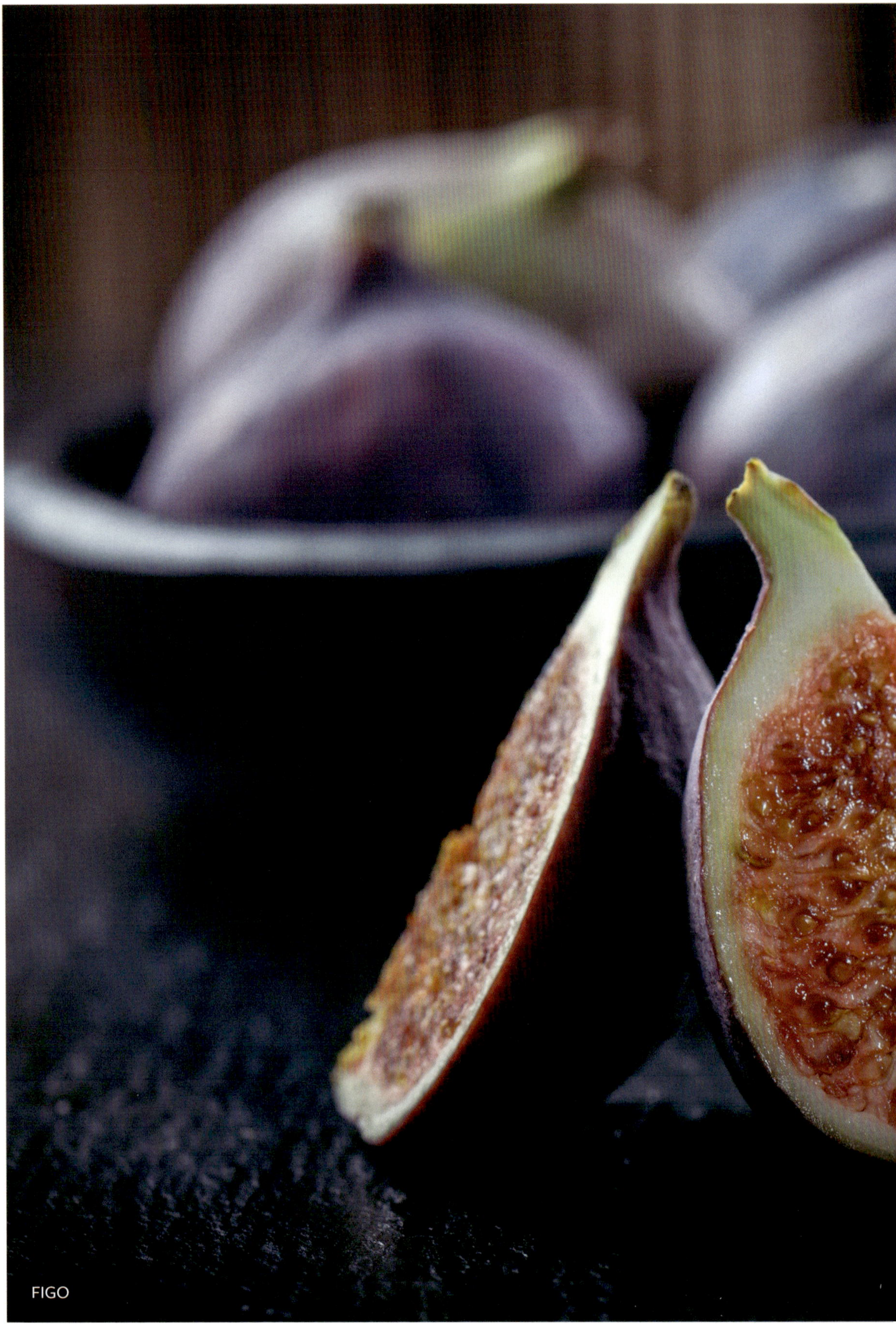

FIGO

DETOX – UM RESUMO

O QUE VOCÊ FAZ PELA SUA SAÚDE

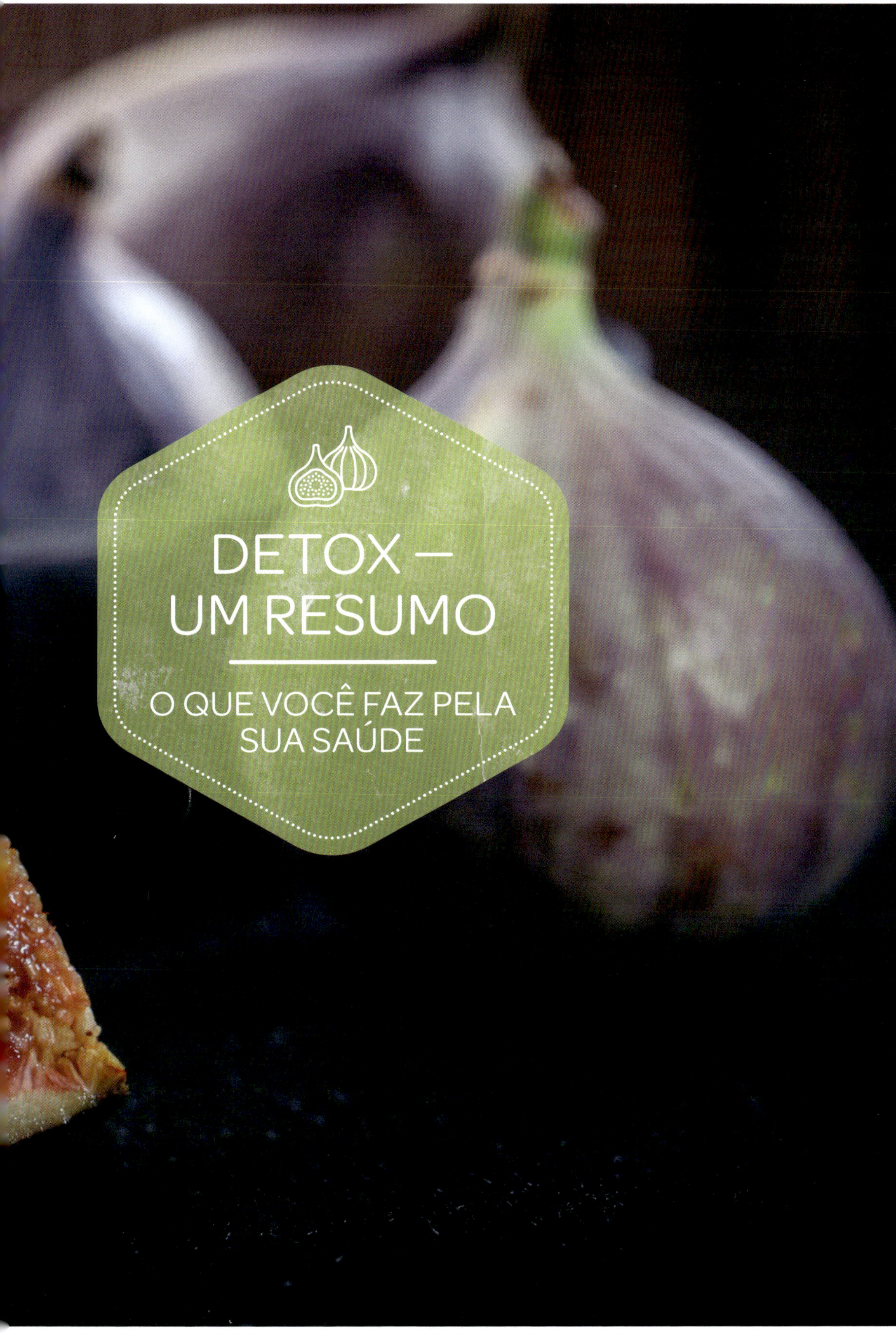

Uma dieta detox tem como objetivo promover a eliminação das toxinas tão indesejadas, que se localizam, principalmente, nas nossas membranas celulares, na gordura do corpo, no intestino, no fígado, nos rins, no pulmão e na pele. Nosso corpo deveria escoar naturalmente as toxinas, mas, infelizmente, estamos tão expostos a toda sorte de lixo químico externo e interno que a carga de tóxicos é maior que a capacidade de eliminação do organismo.

Então a ideia é ajudar o corpo a neutralizar essas toxinas, acelerando o metabolismo, que potencializa a redução do peso e o inchaço. A dieta natural contribui também para aumentar a energia e a produtividade, melhorar memória e retardar o processo de envelhecimento, reforçando as nossas defesas naturais e prevenindo contra doenças e infecções.

Os alimentos privilegiados numa dieta detox são frutas, legumes e verduras frescas orgânicas. Os vegetais mais recomendados são brócolis, couve-flor, aspargo, agrião, cebola, alho, alcachofra, beterraba, bardana, nabo, gengibre, vegetais vermelhos, folhas verdes e muita clorofila. O arroz deve ser integral ou basmati. Outros tipos de grão a serem consumidos são quinoa, amaranto, farinha de linhaça, chia, trigo-mouro, ervilhas, lentilhas e feijão-fradinho. Opte por peixes de águas profundas e salgadas, pois são menos contaminados por mercúrio.

Inclua na sua dieta detox nozes sem sal, amêndoa, castanha-de-caju, avelãs, macadâmia, passas, sementes de sésamo, de girassol e de abóbora, e manteiga de frutas secas. Os condimentos indicados são azeite extravirgem, sal marinho, vinagre, qualquer erva ou especiaria — com destaque para alho, salsa, pimenta-caiena, funcho, coentro, cúrcuma. Beba água, suco de frutas, sumo de vegetais, chá verde, chás sem cafeína, leite de arroz, leite de castanha ou leite de amêndoa.

Alguns produtos proibidos são café, álcool, tabaco, frituras, enlatados e qualquer alimento industrializado ou processado, que contenha óleos hidrogenados, aditivos ou conservantes químicos. Carne vermelha e frango também devem ser evitados.

Faça a dieta por sete a 21 dias, associada, se possível, à prática de exercícios respiratórios, sauna, massagens, hidrocolonterapia, drenagem linfática, acupuntura e homeopatia.

Na verdade, a dieta detox é um método que as pessoas aprendem de forma mais radical, para começar a utilizar esses novos conceitos no seu dia a dia.

Durante o processo, não se esqueça de beber de seis a oito copos de água por dia. A água é muito importante porque ajuda o organismo a expulsar as toxinas. Um corpo desidratado ocasiona desconfortos, como dor de cabeça e insônia.

Se não mudarmos esses velhos hábitos para uma nova mentalidade, só nos resta esperar o breve aparecimento de doenças como hipertensão, arteriosclerose, diabetes, cânceres, gordura no fígado, derrame e infarto.

Desperte, esforce-se e tenha coragem de mudar.

× × × × ×

A proposta da desintoxicação é buscar um corpo e uma mente mais sãos e aptos a encontrar novos valores, em uma nova mentalidade com aprendizados de vida que se aproximem da saúde no corpo, na mente e no espírito.

Nada cai do céu, de graça. Precisamos trabalhar! Vamos em frente, que a jornada é dura, mas precisamos vencer a nós mesmos.

DICAS

→ Pratique exercício físico aeróbico, principalmente caminhada, pedalada, remo ou natação no tempo em que estiver se desintoxicando, por pelo menos trinta minutos. Está comprovado que pessoas idosas que fazem exercícios possuem uma sobrevida, tendo melhoras na pressão arterial, na postura, nos ossos, no peso e no índice de gordura.

→ Aprenda a respirar com calma e serenidade, pois a ansiedade faz com que nossa respiração fique curta.

→ Aumente o consumo de fibras e vitaminas e inclua sementes na dieta. Por exemplo: semente de linhaça absorve água e, ao se expandir no intestino, permite que as toxinas sejam removidas, além de contribuir com o bom colesterol (HDL).

→ A água de bentonite também é uma boa dica. O bentonite é um tipo de argila comestível que atua como laxante, absorvendo as toxinas para depois expulsá-las do intestino.

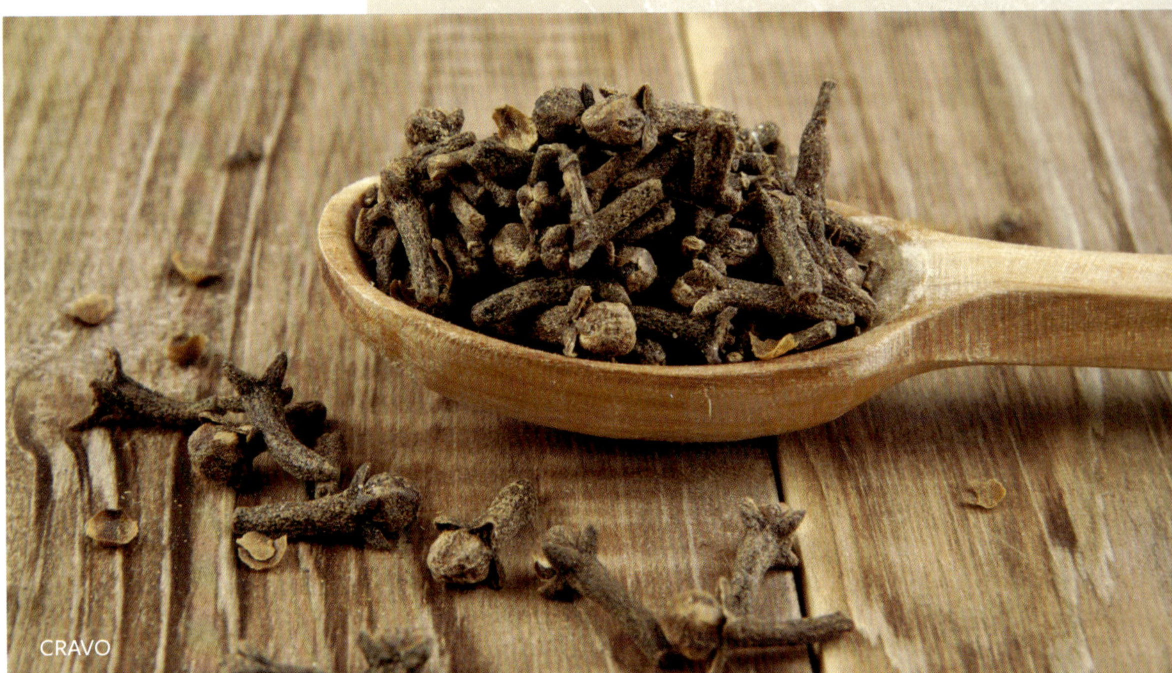

CRAVO

ALGUMAS ALIMENTOS PARA O COMBATE DE PARASITAS INTESTINAIS

→ O alho tem propriedades muito eficazes reconhecidas no combate de vermes. Pode ser consumido em forma de cápsula ou comprimido ou, então, na sua forma natural.

→ A noz preta é um remédio natural também para parasitas e infecções fúngicas.

→ Artemísia, a erva de absinto, tem sido utilizada por séculos como um remédio também para parasitas intestinais. As pesquisas científicas sugerem que a erva de absinto é eficaz contra as lombrigas intestinais.

→ A semente de abóbora também tem sido tradicionalmente usada como um remédio para parasitas intestinais e os nutricionistas recomendam o consumo frequente dessa semente.

→ O abacaxi ajuda a eliminar parasitas e também auxilia a digestão, devido à presença da enzima bromelina.

→ O mamão papaia auxilia a digestão por conter papaína, outra excelente enzima digestiva.

→ Cenoura, batata-doce e abóbora são ricas em betacaroteno, produzem vitamina A e aumentam a resistência à penetração de larvas no corpo.

→ O cravo é uma especiaria que tem propriedade reconhecida no combate a parasitas. Nenhuma doença crônica desaparece enquanto o intestino não estiver limpo das toxinas.

→ Castanhas-do-pará são excelentes para repor selênio, importante antioxidante, além de aumentar a produção dos espermatozoides. Precisamos de 440mcg diários e cada castanha possui 40mcg de selênio.

→ As amêndoas são ricas em vitamina E e aumentam a produção da testosterona, melhorando o desempenho sexual.

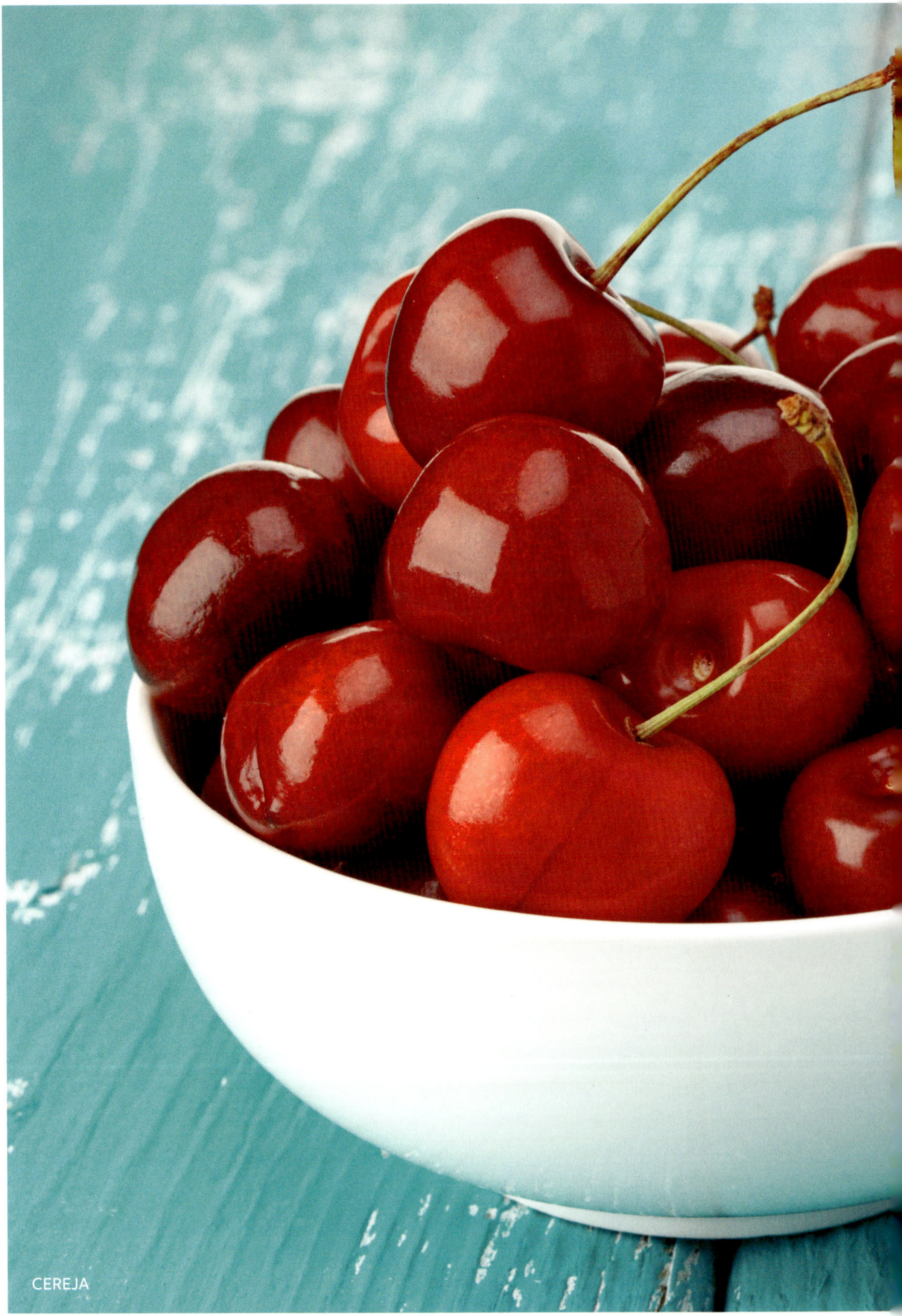

CEREJA

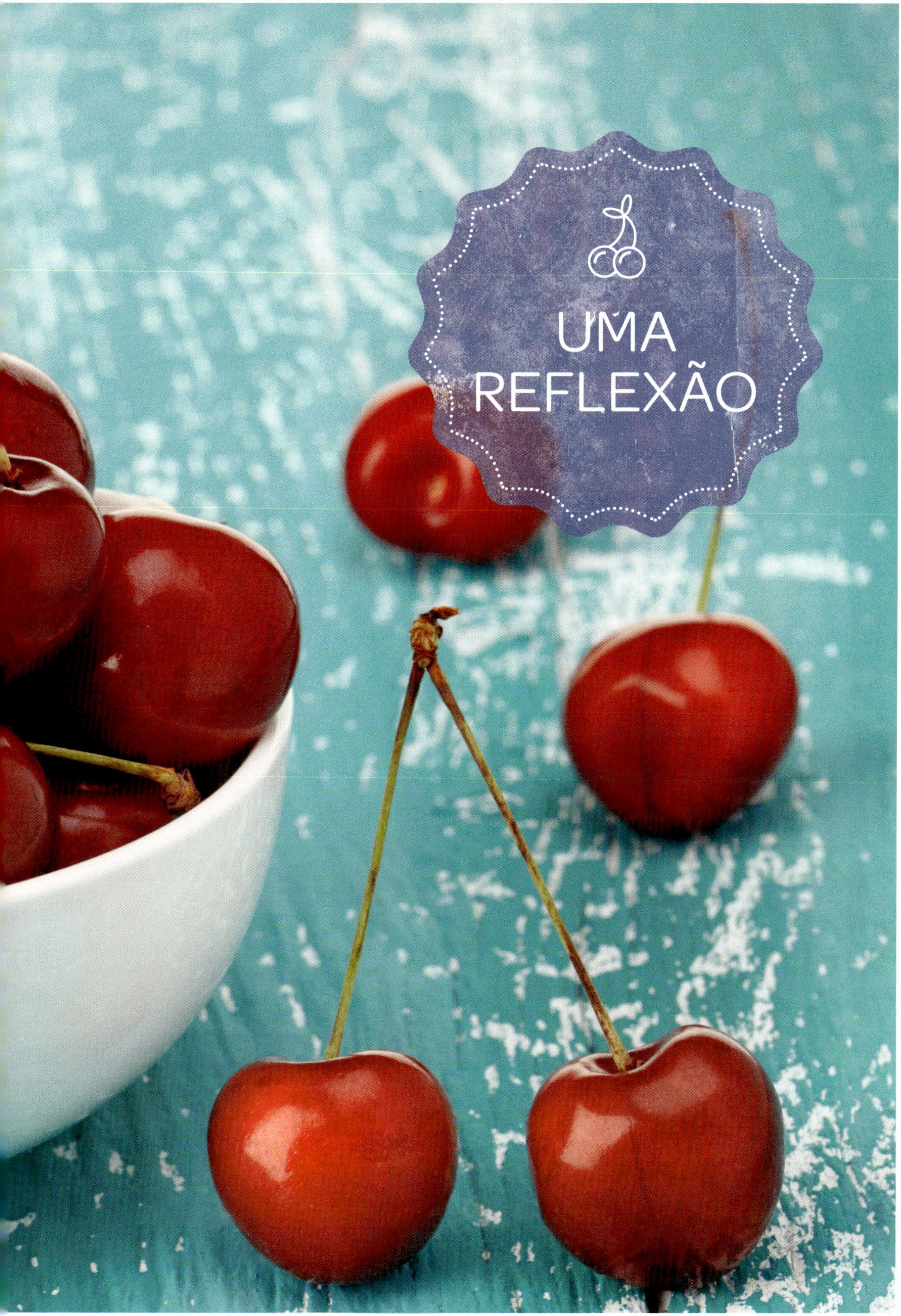

UMA REFLEXÃO

Depois de trinta anos de trabalho, concluo sem medo de errar: a mente é soberana sobre o corpo. Uma doença só existe porque o indivíduo perdeu a consciência em algum nível e o desequilíbrio se reflete no corpo. Isso vem ao encontro do conceito homeopático de saúde: não existem doenças e, sim, doentes. Não é o corpo que adoece. É o ser humano.

Na abordagem clínica para a identificação dos sintomas, é fundamental a investigação psíquica pelo viés da homeopatia, para sabermos em que momento a mente do paciente se perdeu, se afastou do equilíbrio e adoeceu. As provas laboratoriais são muito importantes para o diagnóstico e prognóstico da enfermidade, visando suas devidas correções. A minha função, a função de qualquer médico, é proporcionar ao paciente possibilidades de retomar o seu estado de saúde de uma forma suave e permanente.

Como se faz isso? Propiciando o entendimento da doença e a força de vontade ao paciente, para que ele persista na superação do que lhe fez adoecer: medos, pesares, raiva, ciúmes, ressentimentos, autodesprezo, frustração, abandono, inadequação, sentimento de culpa, sentimento de inutilidade, orgulho.

Os sentimentos negativos são os verdadeiros motivos para o ser humano adoecer. Intoxicam o corpo espiritual, mental e emocional e atingem o corpo físico. Agem no sistema nervoso e no sistema autoimune. É inegável como os bons sentimentos animam o corpo físico e curam doenças.

A aceitação da doença é o primeiro passo para a cura. Não podemos mudar o que não se aceita, devemos parar de brigar e fazer as pazes com a enfermidade. Reclamação é uma energia negativa que só faz piorar a doença. Lembre-se: a doença é uma disciplina e só revela o que está escondido dentro de si.

A cura começa a acontecer quando o paciente encontra o amor por si e pelos outros. Experimente essa sensação, manifestando perdão, alegria, gratidão, compaixão e doação. Tais sentimentos se refletem no corpo.

Faça realmente algo por si. Abandonar hábitos nocivos, que intoxicam seu corpo, é a maior prova de amor próprio. Ninguém adoece de um dia para o outro. São nossas escolhas erradas e a falta da alegria que nos adoecem. Ninguém dorme feliz e acorda triste. Ninguém vai dormir saudável e acorda com câncer. Se não pararmos com justificativas, sempre adiando o que nos faz bem, com atitudes onipotentes e inconscientes, a doença será inexorável.

Minha linha de trabalho consiste em uma abordagem multidisciplinar, que começa com a avaliação do estilo de vida e hábitos indesejáveis para a saúde. Por meio da abordagem homeopática, investiga-se a vida psicológica, afetiva, social e física do paciente, por meio de uma conversa profunda, direcionada a compreender qual o tipo de sofrimento que revela a angústia existencial do paciente e qual o padrão de defesa adotado para lidar com tal sentimento.

A partir daí, escolho o medicamento homeopático com a maior semelhança entre o poder curativo do remédio e a totalidade dos sintomas do paciente. Ele pode provocar, quando necessário, sintomas que exacerbam os sintomas principais das doenças, criando uma enfermidade artificial semelhante e mais forte, com finalidade de mudar o direcionamento da energia vital desequilibrada para um ritmo de mais ordem. Isso restabelece a cura dos sintomas físicos, do ânimo e da força de vontade para agir em prol do caminho da saúde.

As mudanças de atitude com certeza vão repercutir na melhora dos sintomas físicos e do estado geral do paciente.

Associo também a medicina complementar com a reposição bioquímica de minerais, vitaminas, aminoácidos ou hormônios necessários ao indivíduo para a correção do metabolismo, melhorando a vitalidade e a disposição. A falta ou excesso de alguma dessas substancias é investigada por exames laboratoriais. A reposição é individualizada conforme a necessidade de cada um.

Tenho como protocolo a verificação dos chacras com a prática da radiestesia. Utilizo um instrumento para esse fim, chamado aurímetro. Os chacras me dão a noção dos sistemas vulneráveis ou enfraquecidos do corpo, seja por um padrão de obstrução de fluxo vital ou por sobrecarga de energia.

Não me afasto do conceito de que energia vital e matéria física não se dissociam. A falta ou sobrecarga de energia sobre um sistema determina alterações no padrão celular dos órgãos. Por exemplo: uma pessoa muito impulsiva certamente tem uma sobrecarga de energia que determina uma hiperprodução celular e pode acarretar tumores, cistos ou nódulos. Já as doenças produzidas por falta de energia, como a tuberculose, são de outra ordem, pois atrofiam as células, causando inflamações e ulcerações. Temos de ficar atentos para as doenças que, cada vez mais, se desenvolvem por esgotamento ou sobrecarga dos campos eletromagnéticos do corpo.

O estresse pode ser causado por dores do corpo ou da alma: excesso de álcool, de tabaco ou de toxinas, superexposição a aparelhos eletrônicos, como tevês, celulares, computador, raios X, poluição ambiental, frustração, medo ou raiva. Tudo interfere no nosso equilíbrio.

Todo o nosso sistema de crenças se relaciona com o funcionamento dos nossos chacras. Por exemplo: a raiva intoxica o organismo, podendo levar a alterações cardíacas. O câncer de próstata ou de útero está relacionado com problemas sexuais ou de segurança. A diabetes está ligada a ressentimentos. A ansiedade, a depressão, o medo, o ressentimento e a raiva bloqueiam o fluxo de energia vital do corpo e são consideradas as mais devastadoras emoções.

Para concluir, digo: cada vez se torna mais importante, como condição essencial à saúde, termos consciência de quem somos em nossos vários níveis. Precisamos resgatar o contato com nós mesmos, um contato que se perde por estimularmos excessivamente nossos afazeres em vez de priorizar nosso ser criativo, que expressa seus dons e talentos livremente. Esforce-se, não fuja da atenção plena sobre você, sobre o que está pensando ou sentindo. Somos o que sentimos e o que pensamos. Por isso, uma boa reflexão faz parte de nós. Pense em algo que a faça feliz por alguns minutos e experimente, no seu corpo, essa sensação de bem-estar, de relaxamento e de motivação. Depois, pense em algo que lhe deixe aflito, ansioso, e veja como é diferente a reação de mal-estar em seu corpo. Se estiver presente em si mesmo, atento e vigilante, você se tornará mais imune às doenças, por fazer escolhas que priorizam bem-estar e felicidade.

Somos o que sentimos e o que pensamos. Por isso, uma boa reflexão faz parte de nós.

Quando precisar de uma resposta interna para solucionar algum problema, medite e sinta o que acontece dentro de você. Seu corpo reage favorável ou desfavoravelmente ao que você está pensando e sentindo?

Daí vem a necessidade de buscar terapias que ajudem a remover bloqueios e a otimizar o fluxo de energia. Está comprovado que atitudes otimistas, animadas e motivadoras são tão importantes para a cura quanto dietas, exercícios e medicamentos.

Acredito no poder da força de vontade, em dizer sim à vida saudável. Para isso, é preciso ser inspirado pela motivação interna, que dá a verdadeira alegria e vontade de viver. É preciso contemplar e encontrar as respostas dentro de si, criar programações internas saudáveis, de liberdade, amor, prazer, fé, autoestima e autoconfiança. Temos de nos desligar de falsas crenças, de padrão negativo, preconceitos e julgamentos da mente inferior que nos aprisionam ao ego, limitando a expansão do ser, ou melhor, do nosso pleno potencial como seres humanos.

Assim como uma mente presa aos pensamentos negativos limita a natureza da alma em expressar alegria, o orgulho impede a expressão da dignidade, e o ressentimento impede o perdão. Muitos outros atributos da alma são limitados pela personalidade. Se nossa essência é amor, concluímos que, se expressássemos sentimentos próximos à nossa essência, adoeceríamos muito menos.

CLIMATÉRICO

Minha prática clínica inclui mulheres em uma faixa etária de 45 a 65 anos, que estão passando pelo temido momento do climatério até a menopausa, ou seja, períodos de alterações menstruais até a suspensão da menstruação, seguido de ondas de calor desconfortáveis com sudorese, taquicardia e insônia.

Essa linha imaginária nos torna testemunhas das várias mudanças que o tempo impõe sobre nós. Nessa época da vida, as mulheres recorrem ao cirurgião plástico, ao dermatologista, clareiam os dentes para rejuvenescer, tentam dietas para perder peso etc. Não há nada de errado nisso. É fato que estamos envelhecendo e vale o questionamento do que fazer para nos mantermos mais saudáveis de forma natural e equilibrada.

Procure se matricular em uma academia, pois fazer exercício físico é fundamental, assim como beber muita água, reforçar a ingestão de proteína, comer clara de ovo orgânico e temperar a comida com menos sal. Como alternativa à reposição hormonal sintética, com todos os seus efeitos colaterais, instruo minhas pacientes a fazer a reposição hormonal bioidêntica.

Os hormônios bioidênticos são feitos a partir de matéria-prima de origem vegetal ou animal, transformada em laboratórios de manipulação em moléculas bioquimicamente idênticas aos hormônios naturais produzidos pelo sistema endócrino do nosso organismo. Por essa semelhança, se encaixam perfeitamente aos receptores hormonais, que nessa fase se encontram vazios de hormônios, promovendo todos os benefícios de uma reposição adequada para controlar os efeitos da menopausa, como calores, atrofia genital, proteção óssea e memória. E não gera os efeitos colaterais de uma reposição hormonal sintética que intoxica o corpo — com retenção de líquido, ganho de peso, espessamento do endométrio no útero, displasias de mama — e que estudos comprovaram ser cancerígena depois de cinco anos de uso.

Esses hormônios podem ser usados por qualquer pessoa em doses individuais, conforme a necessidade. Por serem desenvolvidos em laboratórios de manipulação para serem iguais aos hormônios naturais, não podem ser patenteados por grandes laboratórios farmacêuticos.

Fico muito feliz em oferecer às minhas pacientes essa reposição mais natural, que ameniza a *via crucis* que é se adaptar ao novo equilíbrio causado pela menopausa.

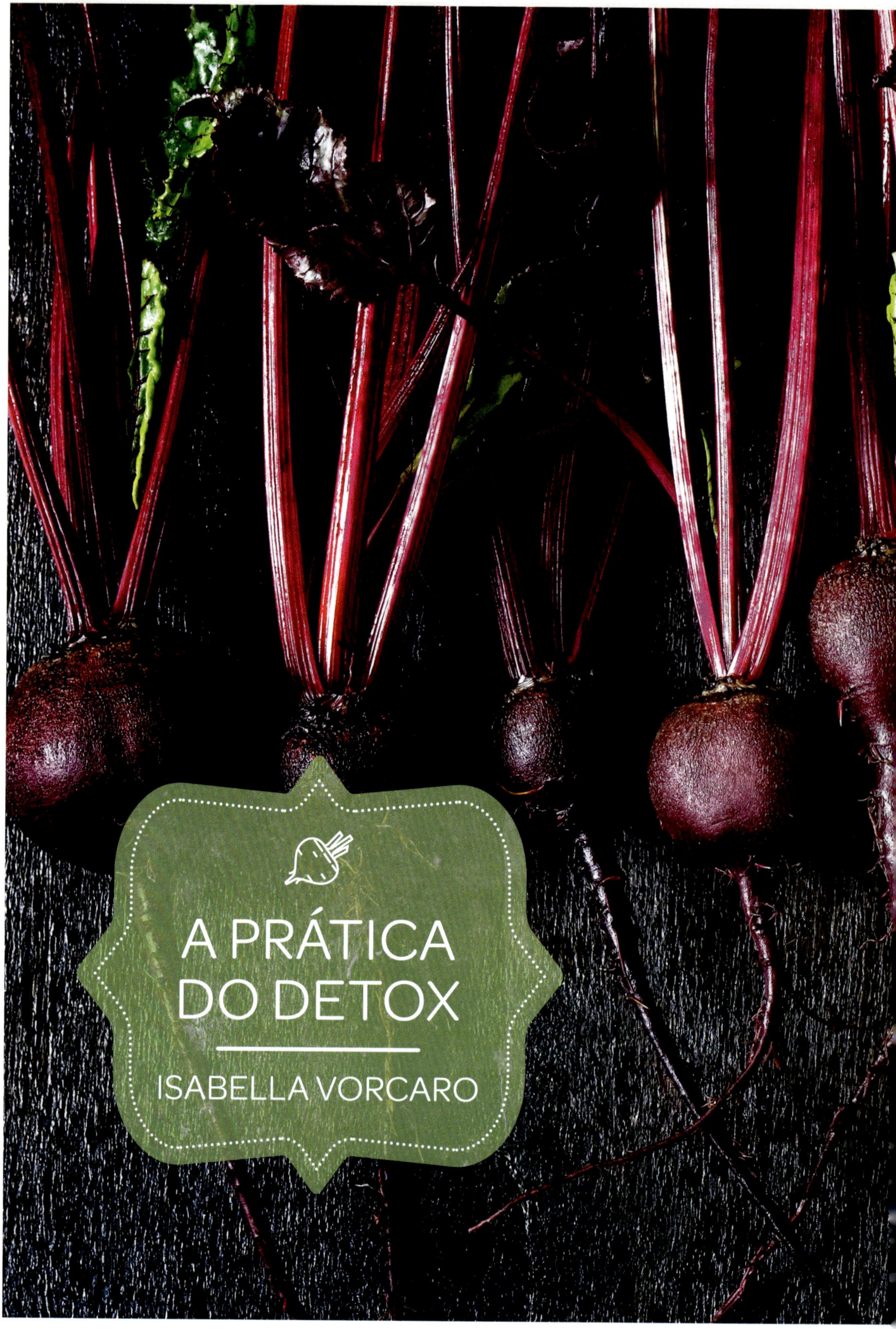
A PRÁTICA
DO DETOX
ISABELLA VORCARO

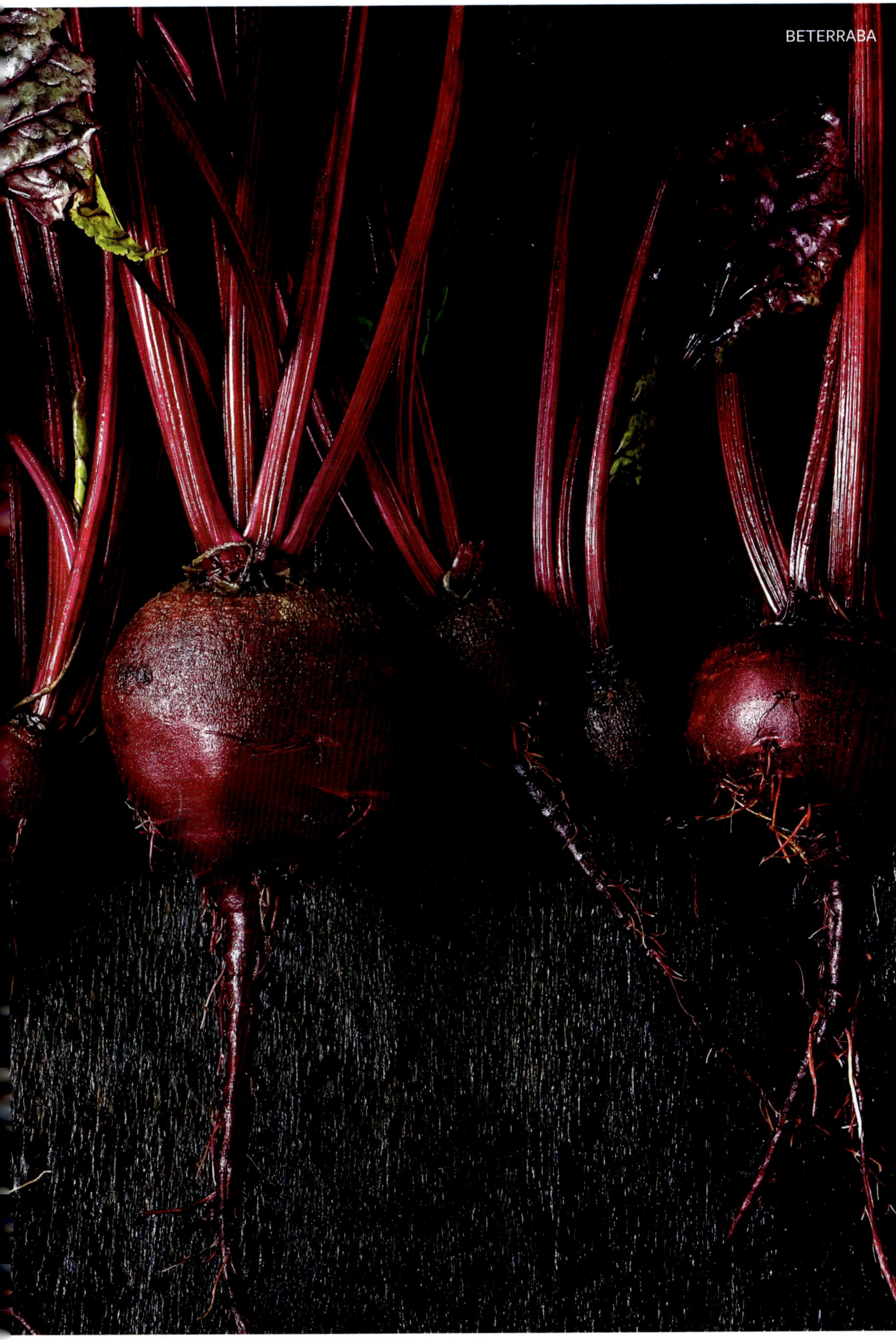

Dediquei anos de estudo e trabalho à saúde integral e à alimentação consciente, sempre com muito amor à profissão. É uma satisfação pessoal realizar o sonho de participar de um livro sobre detox e poder transmitir minha experiência prática, do dia a dia, atuando como nutricionista clínica e esportiva funcional, na equipe da Detox in Box, de Andrea Henrique.

Acompanhamos, com todo carinho, clientes e pacientes de todos os tipos. Nosso maior objetivo é, sempre, criar uma rotina saudável e uma melhor relação com os hábitos alimentares, aprimorar a bioquímica corporal, além de gerar mais autossatisfação e conhecimento da mente e corpo. É fundamental descobrir quais são os tipos de alimentos que favorecem nosso bem-estar e autoestima, melhorando assim nossa qualidade de vida.

Recebi este maravilhoso convite para, em parceria com estas duas mulheres brilhantes (dra. Doris e dra. Andrea), formar uma tríade e auxiliar outras pessoas a alcançar a saúde plena e verdadeira. Por meio de informações preciosas, nossa missão é trazer à tona tudo que há de mais atual sobre a ciência da nutrição e mostrar o quão importante é para nosso organismo se manter desintoxicado. Quaisquer que sejam os processos de detox feitos, cada um tem sua importância na manutenção da homeostase e do equilíbrio do corpo. O organismo limpo permanece livre de doenças e o corpo ativo gera pensamentos claros e ordenados, boa energia, alegria de viver e muita disposição.

SOBRE AÇÚCAR BRANCO

No livro *Sugar Blues*, escrito em meados da década de 1980, já se falava sobre os males do açúcar. É necessário observar que o consumo de açúcar branco e refinado em demasia, assim como gordura trans e colesterol, contribui para o desequilíbrio do organismo. Como consequências negativas a longo prazo, estão disfunções no metabolismo e desordens estéticas e corporais.

O açúcar branco eleva a glicose sanguínea, levando ao aumento súbito da glicemia (hiperglicemia), que favorece o depósito de gordura no tecido adiposo, principalmente abdominal. O funcionamento do pâncreas fica sobrecarregado e o orgão precisa, constantemente, produzir mais insulina para baixar esse nível de açúcar no sangue. Com o tempo, essa produção excessiva leva fadiga às células de Langerhans (responsáveis pela produção de insulina e glucagon), podendo causar diabetes tipo II.

O açúcar branco causa, ainda, envelhecimento precoce pela ação dos radicais livres, ganho de peso, hiperatividade em crianças, cáries e diminuição de minerais importantes a serem digeridos, além de ter alto valor calórico. Pode chegar a irritar a mucosa do tubo digestivo e gerar problemas crônicos como diabetes, doenças cardíacas e dos vasos sanguíneos, e propiciar a formação de cálculo na vesícula biliar. Trombose coronariana, problemas de estômago, varizes, hemorroidas e distúrbios emocionais são outras doenças causadas pelo consumo excessivo do açúcar branco refinado. A prisão de ventre e outros problemas intestinais ocorrem devido à alta concentração de sacarose e à falta de vitaminas, fibras e minerais no açúcar. Quando for inevitável, opte pelo açúcar mascavo ou demerara, pois ambos têm mais minerais em suas composições.

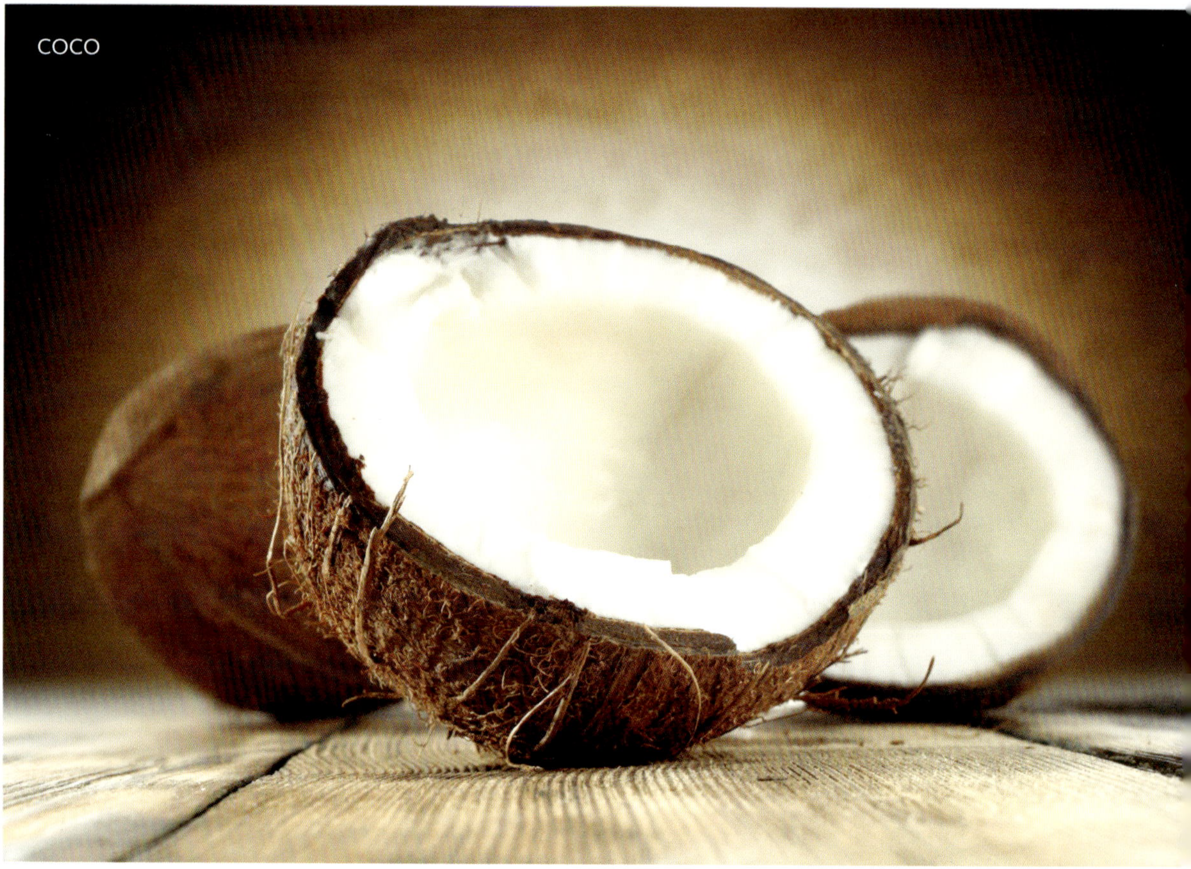

SOBRE GORDURA VEGETAL HIDROGENADA OU TRANS

A gordura vegetal hidrogenada é um tipo específico de gordura formada por um processo de hidrogenação catalítica, feita em laboratório, artificialmente. Esse processo industrial, que é conhecido como catalização, usa metais como o níquel e a platina. O óleo é submetido à pressão com gás hidrogênio sob temperaturas entre 100°C a 200°C por várias horas, na presença de um catalisador. Nesse processo, átomos de hidrogênio são jogados de forma aleatória nas moléculas dos ácidos graxos poli-insaturados, típicos dos óleos, criando inúmeras moléculas novas e que não existem na natureza. Algumas dessas moléculas extravagantes são ainda mais perigosas, pois são do tipo gordura "trans". Normalmente, muitos temas de química são de difícil entendimento pelo grande público. A transformação de um óleo vegetal em um composto sólido tem a finalidade de imitar a banha e a manteiga.

A gordura hidrogenada é bastante mencionada devido à sua nocividade à saúde humana. Ela também pode acelerar o processo de obesidade e levar a sérios problemas de saúde, como doenças cardiovasculares, doenças do fígado e do sistema nervoso central, problemas de comportamento (como agressividade ou distúrbios de atenção), diabetes e alguns tipos de câncer (o de mama, por exemplo).

O consumo dessas gorduras danosas está relacionado aos seguintes distúrbios:
→Perturbação no metabolismo dos lipídeos e do colesterol na sua grande maioria;
→Influência negativa nas respostas imunológicas dos glóbulos brancos;
→Elevação da lipoproteína aterogênica (relacionada ao infarto do miocárdio);
→Aumento dos níveis de insulina, elevando o risco de diabetes do tipo II;
→Redução da quantidade de gordura do leite de mães que amamentam, causando prejuízo na qualidade alimentar, no crescimento e na saúde do bebê;
→Inibição das funções enzimáticas das membranas celulares e alteração de outras funções celulares;
→Aumento da formação dos radicais livres;
→Alterações e inflamações no tecido adiposo (ganho de peso);
→Aumento do risco de câncer de mama;
→Aumento dos casos de doença cardíaca em homens e mulheres;
→Relação com baixo peso em crianças;
→Redução do nível de testosterona, da contagem normal de espermatozoides e da capacidade reprodutiva feminina;
→Relação com o aumento no número total da incidência de câncer.

Este perigoso insumo da indústria alimentícia pode ser encontrado em pães, biscoitos e biscoitos recheados, massas, chocolates, sorvetes, produtos enlatados, salgadinhos fritos, entre outros. A gordura faz parte do seleto grupo de ingredientes, quase universais, que aditivam nossas comidas e bebidas, como o flúor, a lecitina de soja, o glutamato monossódico (GMS) e os adoçantes artificiais (aspartame, ciclamato, sacarina). É preciso estar sempre atento ao consumo dessas substâncias artificiais, inexistentes na natureza, e que só compõem nossos alimentos por ação industrial. Consequentemente, esgotam nossas energias vitais e intoxicam nosso organismo, gerando doenças.

É interessante observar que todos esses produtos "ruins" estão concentrados e localizados nas gôndolas do meio do supermercado. Frutas, legumes e verduras ficam nas prateleiras da periferia. Por isso, escolha os produtos com atenção, levando sempre em conta a saúde, o bem-estar e a qualidade de vida.

SOBRE GLÚTEN E LACTOSE

A suspensão do glúten equilibra o organismo, (...) diminuindo os processos inflamatórios e melhorando a absorção dos micronutrientes, o que facilita a perda de peso.

O glúten é a parte proteica do trigo e está presente em quatro tipos de cereais (trigo, centeio, cevada e aveia, nesta em menor proporção). A gliadina e a glutenina, proteínas responsáveis pela gelatinização do trigo, são as mesmas substâncias que conferem a textura fofa aos pães e produtos industrializados, e são usadas não só em produtos de padaria, bolos e massas, como também em cerveja, requeijão, barra de cereais e sorvete. Se retirarmos esses alimentos calóricos do cardápio, com certeza teremos uma perda de peso. O glúten pode não ser absorvido pelo organismo, causando distensão abdominal e desconforto. Por isso, muitas vezes, optamos por suspendê-lo da alimentação diária. Ele também pode ser responsável por desacelerar o metabolismo, já que demora mais para ser processado. É por isso que, sem essa proteína, a tendência é desinchar e reduzir medidas. Experimente retirar tais alimentos do cardápio por alguns dias e observe a resposta do seu corpo. A suspensão do glúten equilibra o organismo, especialmente de pessoas sensíveis, diminuindo os processos inflamatórios e melhorando a absorção dos micronutrientes, o que facilita a perda de peso.

Todo cuidado deve ser tomado com os carboidratos substitutos, como tapioca, farinha de arroz, araruta, fécula de batata, polvilhos doce e azedo, milho, mandioca e trigo-sarraceno. Eles têm quantidades energéticas similares aos produtos do trigo e, em excesso, geram o mesmo ganho de peso.

A intolerância ao açúcar do leite e à lactose acontece devido à deficiência na produção de lactase, enzima responsável pela quebra desse açúcar. A produção dessa enzima diminui ao longo dos anos e, sem ela, a lactose é maldigerida, provocando distensão abdominal, retenção de líquido e sensação de enchimento. Essa sensação pode diminuir muito quando se tira o leite do dia a dia. No entanto, não há garantia de que haverá perda de peso, mas sim, uma melhora significativa no metabolismo e a redução dos sintomas relacionados. O que acontece é que o organismo elimina melhor as toxinas, promovendo uma diminuição na retenção de líquidos, o que, por sua vez, melhora o aspecto da pele e a digestão.

Alergia e intolerância são situações diferentes. Alergia aos alimentos acontece quando um estímulo desencadeia um mecanismo de defesa no sistema imunológico. As reações podem ser brandas, como uma coceira na pele, ou graves, como o choque anafilático. Pode ser desencadeada por vários alimentos. Os mais comuns são: leite de vaca, ovo, trigo, peixe e crustáceos. Para reverter o quadro alérgico, além de medicamentos específicos, é essencial suspender o consumo do alimento desencadeante. Menos grave, a intolerância, por sua vez, provoca mal-estar, desconforto, gases e distensão abdominal, e pode ser tratada apenas com ajustes na alimentação e minimizada com rodízios alimentares, além da exclusão do alimento causador do problema.

No caso da alergia à proteína do leite, a caseína, nosso sistema imunológico responde com um processo inflamatório. Este processo pode levar ao ganho de peso.

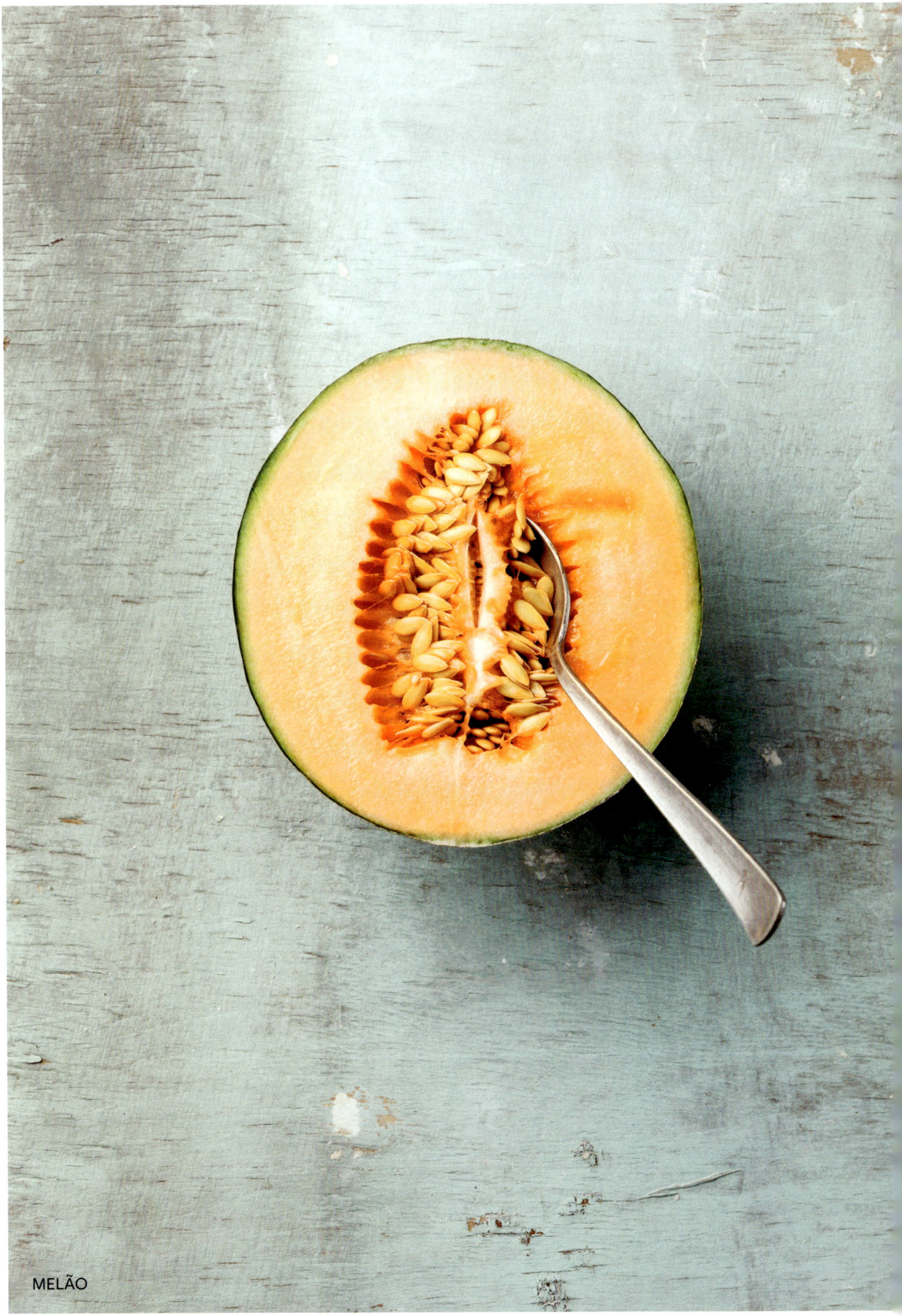

MELÃO

PASSO A PASSO DE UM DIA SAUDÁVEL PARA O SEU ORGANISMO, RESPEITANDO OS CICLOS DA NATUREZA E CICLOS BIOLÓGICOS

Segundo Deepak Chopra, em seu livro *Saúde perfeita*, e de acordo também com a ayurvêda (medicina indiana), devemos sempre que possível acordar cedo e, com o sol entre seis e oito horas da manhã, aproveitar a liberação de serotonina junto aos raios solares. É bom começar o dia sempre com água morna com limão para limpeza do sangue.

Se quiser intensificar o processo de limpeza, acrescente dez gotas de própolis, que irão impulsionar o sistema imunológico, ou uma colher de vinagre de maçã, que ajudará na digestão, assimilação e emagrecimento devido ao seu poder termogênico.

A sugestão é esperar de 10 a 15 minutos para fazer seu desjejum, que deve ser um suco verde fresco e completo. Após o suco, é aconselhável esperar de uma a duas horas para fazer o café da manhã — o que contribui para eficiência do processo digestivo enquanto faz uma limpeza dos resíduos tóxicos.

Para praticantes de ioga ou outras atividades de baixa intensidade, este é um bom momento para execução de exercícios leves, pois o corpo ainda está praticamente em jejum, com a capacidade de eliminar mais toxinas e promover uma drenagem de líquidos naturais.

Um bom café da manhã desintoxicante é composto por frutas frescas, não em demasia, e cereais integrais naturais, como sementes de girassol e grãos, ou até mesmo granola orgânica.

Os horários das refeições devem ser regulares e fixos para que o organismo se acostume e assimile todos os nutrientes. As refeições leves devem ser feitas a cada 2 ou 4 horas (em média intervalo de 3 horas).

O almoço ideal deve ser constituído por saladas verdes escuras e vegetais coloridos, como rabanete, tomates orgânicos, cenoura, beterraba, cebola e sempre azeite extravirgem, com moderação, além de limão espremido e/ou vinagre de maçã. Elimine o sal de mesa, pois ele só contribui para o inchaço e retenção de líquidos. Prefira ervas frescas e aromáticas para temperar, como manjericão, alecrim, açafrão, curry e pimentas naturais. Caso goste de sal, opte pelo sal rosa do Himalaia. Escolha uma porção de raízes como batata doce, batata baroa e aipim do tamanho de um punho fechado, ou mesmo cereais como arroz integral, negro, vermelho ou quinoa. Leguminosas são boas fontes proteicas, como quiches de grão de bico, salada de lentilhas ou feijão azuki. Elas são ricas em fibras micronutrientes e compostos bioativos que vão modular nossa saciedade e, por serem carboidratos complexos, manterão os níveis de energia estáveis. Escolha ainda vegetais como as brássicas (couve-de-bruxelas, aspargos, brócolis, kale, couve-flor), ricas em indole-3-carbinol, um potente anticâncer. Escolha, a cada dia, vegetais coloridos e brotos de alfafa, trevo e beterraba. Os brotos carregam juventude por estarem em estado de crescimento. Algas marinhas também devem ser usadas em saladas pelo seu alto poder antioxidante de células e por conter silício, iodo e clorofila.

No meio da tarde, podemos fazer um lanche doce, para quem gostar, misturando frutas cozidas, que são de fácil digestão, com canela e especiarias, além de sementes e coco ralado. Também é possível optar por *shakes* de frutas feitos com leite de vegetais e cacau orgânico (castanhas, amêndoas, macadâmias), que ajudarão a aumentar a energia e a garantir que tenhamos aumento no nível de serotonina, além de manter calma e regularidade no processo detox. Para quem prefere o sabor salgado, poderemos usar a goma de tapioca para fazer torradas e comer com *hummus tahine* acompanhado de um chá de ervas. Pode ser também um mix de frutas secas e castanhas, tipo uma barra de cereais feita em casa com goji berry, macadâmias picadas, amêndoas, coco ralado e cranberry. São alimentos super-ricos em fibras, que vão dar saciedade e ajudar no processo de limpeza orgânica.

Também segundo a ayurvêda (que significa "ciência da longa vida"), devemos jantar cedo, para que o processo digestivo não atrapalhe a reparação do sono. Portanto, a última refeição com alimentos sólidos não deve passar das 20h. Dê preferência a sopas de legumes ou creme vegetais e saladas com grãos e legumes cozidos no vapor ou salteados com pouco óleo de coco. Podemos usar duas fatias de tofu grelhadas e cogumelos de todos os tipos como fontes de proteínas vegetais a fim de manter a taxa metabólica elevada, auxiliar no processo de emagrecimento e evitar a perda de massa muscular magra, ou seja, catabolismo proteico.

Antes de dormir, procure consumir uma xícara de chá de ervas que sejam relaxantes, digestivas e calmantes, como erva doce, anis estrelado, erva cidreira, hortelã ou capim limão, para aquecer o corpo (Chi energia vital) e inibir a fome, caso sinta vontade de comer. A maioria das pessoas tem o hábito de jantar em grande quantidade e de dormir tarde.

O sono é reparador e alimenta, nos prepara física e emocionalmente para o dia seguinte. Durante o sono, são liberados hormônios importantes para o funcionamento bioquímico, como o hormônio do crescimento e a melatonina. Deveríamos dormir até as 10h para não interferir na liberação desses hormônios. Tente achar seu ponto de equilíbrio, mantendo uma regularidade de 6 a 8 horas de sono por noite. Como isso varia de pessoa para pessoa, ache seu tempo dentro dos ciclos da natureza, do sol e dos ciclos circadianos próprios. Respeite sua individualidade e a natureza.

O sono é reparador e alimenta, nos prepara física e emocionalmente para o dia seguinte.

PARA QUEM FAZ EXERCÍCIOS

Quando estamos no processo de detox, não devemos exagerar nos exercícios físicos extenuantes. Devemos dar preferência às atividades mais leves, como caminhadas e bicicleta, pois tendemos a ficar um pouco mais leves e sem muita energia para gastar. Massagens e terapias corporais são muito bem-vindas. Qualquer procedimento que nos traga de volta ao contato com nosso ser genuíno é salutar.

Sabemos que para malhar devemos comer carboidratos, frutas, cereais e raízes, para ganhar energia e ter o combustível necessário para a queima de glicogênio muscular ou hepático, mesmo que o intuito seja a perda de peso. Em bioquímica, costumamos falar que a gordura queima em uma chama de carboidratos. É importante ressaltar a necessidade do consumo de água para hidratação muscular, além do consumo de proteínas.

Beba sempre muita água alcalina entre as refeições, pois ela ajudará seu sistema sanguíneo, renal e linfático a eliminar as impurezas do organismo.

Todos os dias, deveríamos ingerir, pelo menos, três xícaras de chá de ervas desintoxicantes, como cavalinha, hibiscus, chá branco, chá verde, canela e gengibre, que auxiliam na limpeza corporal. Essa ingestão deve ser feita sempre entre as refeições e nunca após as 17h, para não prejudicar o sono e causar insônia em algumas pessoas com propensão a esses distúrbios.

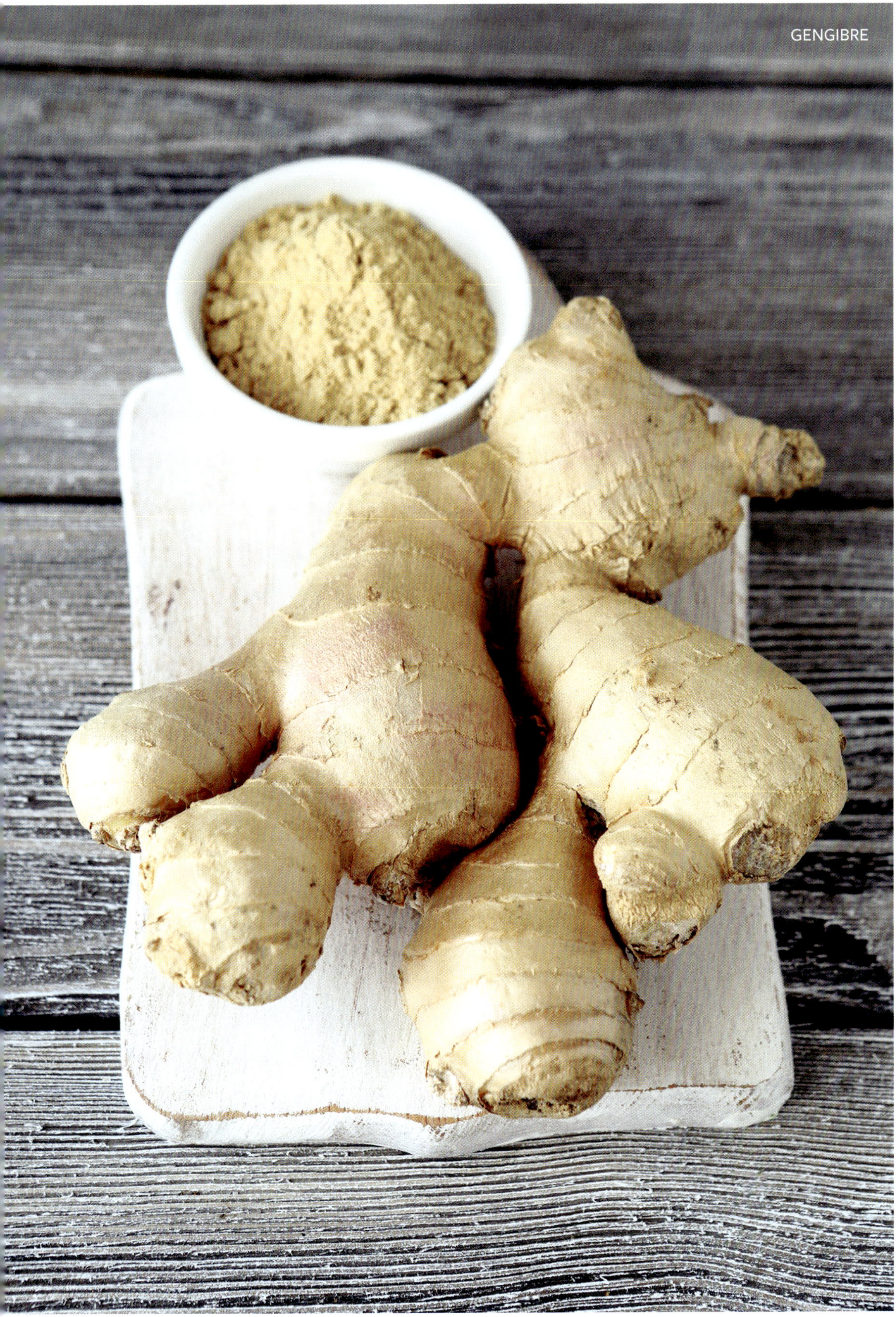

ALIMENTOS DESINTOXICANTES

O corpo humano precisa de 22 aminoácidos, os "tijolos" das proteínas, e a aloe vera fornece muitos deles.

ALOE VERA

Há muitos anos, essa planta vem sendo usada para ajudar a desintoxicação. A aloe vera contém uma ampla variedade de vitaminas e as mais importantes são as antioxidantes vitaminas C e E, além do beta caroteno, o precursor da vitamina A. É também uma das poucas fontes vegetais de vitamina B12 — muito útil aos vegetarianos e pessoas que não comem carne vermelha. Contém sais minerais como o magnésio, manganês, zinco, cobre cromo, cálcio, sódio e potássio. O corpo humano precisa de 22 aminoácidos, os "tijolos" das proteínas, e a aloe vera fornece muitos deles. Mais importante ainda, ela oferece sete dos oito aminoácidos essenciais que não podem ser fabricados pelo corpo e têm de ser adquiridos através da alimentação.

O revestimento interno das folhas é utilizado como um laxante suave, enquanto o gel que existe entre as folhas é usado externamente para a pele. Há fortes evidências científicas para apoiar as propriedades laxativas do látex da babosa, com base nas propriedades catárticas de glicosídeos de antraquinona (encontrados no látex da babosa). Um indivíduo saudável pode consumir aloe vera para a limpeza de cólon e também usá-la em programas de desintoxicação para perder peso e para aliviar a constipação ocasional. Ela é rica em saponinas e em antraquinonas, substâncias que agem como detergentes e promovem ações em conjunto contra bactérias, fungos, levedos e vírus.

A aloe vera contém os três tipos principais de ácidos graxos que atuam como poderosos agentes anti-inflamatórios e, ainda, enzimas como lipases e proteases, que quebram a comida e ajudam a digestão.

ALGAS MARINHAS

São muito alcalinizantes e riquíssimas em minerais, incluindo as cianobactérias. Por isso, contribuem para a restauração do equilíbrio do pH saudável e para a eliminação de resíduos ácidos. Alguns estudos comprovam que o consumo de algas ajuda a desintoxicação do fígado. Elas também ajudam a remover os metais pesados do corpo. Para obter o máximo de seus benefícios, adicione 1 colher de chá de spirulina no suco verde da manhã, no *shake* pós-treino (*smoothie*), ou coloque algas *wakame* ou *nori* na salada.

AIPO

Adicione-o às suas saladas e faça suco com ele, pois é muito elevado em eletrólise mineral, que é vital para a hidratação adequada e para as funções celulares. O aipo é repleto de potássio, magnésio, sódio e ferro. Como é alcalinizante, tem o poder de neutralizar os efeitos dos alimentos acidificantes, como carne, laticínios e os altamente processados. O sódio disponível no aipo é solúvel e orgânico, ajudando a livrar dos desejos de comida salgada, o que é vital quando você está desintoxicando. Ele também tem um forte efeito protetor contra o câncer de cólon, pelas fibras e pelo alto teor de água. Use como lanche da tarde, comendo como palitinho ou como petisco para pastinhas de *tofu* ou *tahine*.

CHÁ VERDE

É um dos mais potentes emagrecedores e inibidores de câncer, devido à presença da substância catequina, que é um polifenol. De ação termogênica, acelera o metabolismo, promovendo um aumento na taxa metabólica de repouso. Além disso, o chá verde estimula a diurese, facilitando a eliminação dos líquidos retidos nos tecidos pelos rins, e é excelente para ser usado no detox. Seu teor de cafeína é menor do que o encontrado no café. Porém, não consuma mais do que três xícaras ao dia.

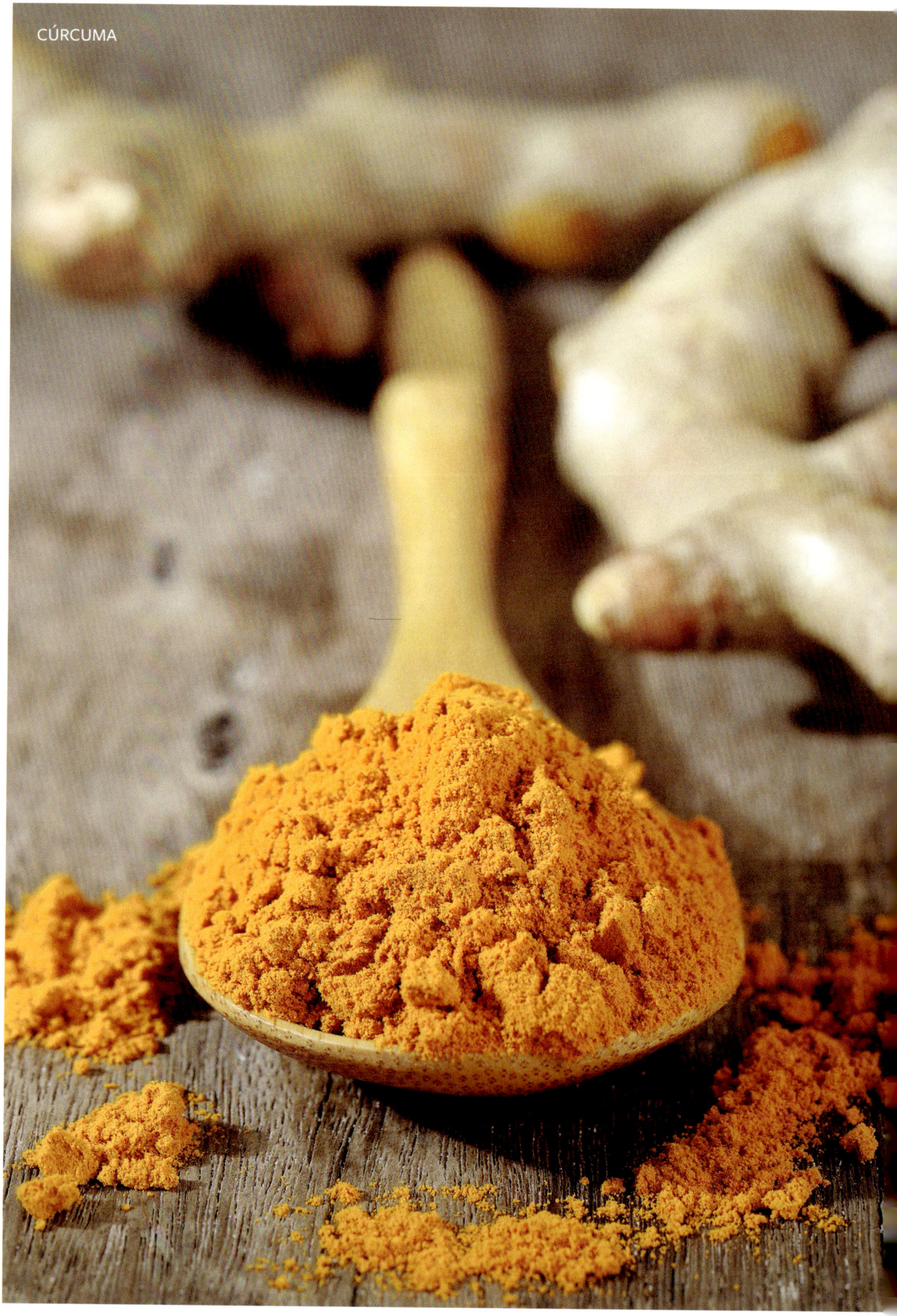

ROMÃ

Amplamente conhecida pelas suas potentes propriedades antivirais e bactericidas, protege a garganta, que é a primeira linha de defesa do corpo. A romã tem uma substância chamada ácido elágico, que atua na proteção das células contra os danos dos raios solares. É um alimento para beleza e nutrição, pois atenua as rugas e manchas. Combate os radicais livres e melhora a imunidade do corpo contra gripes e resfriados. Pode ser usada em sucos rosa.

CÚRCUMA

O açafrão ou cúrcuma é uma especiaria muito usada na culinária indiana. Tem um forte poder protetor do sistema cardiorrespiratório e atua inibindo a formação de células cancerígenas. Sendo assim, essa especiaria é considerada um antisséptico, antibacteriano e anti-inflamatório natural. Como é desintoxicante do fígado, deve ser usada no detox e pode ser acrescentada em saladas, sucos ou arroz integral cozido. Ajuda no metabolismo da gordura e é eficaz no controle do peso. Além dessas funções, tem sido usada na medicina chinesa como uma forma de tratamento da depressão.

Devido às suas propriedades anti-inflamatórias, funciona como um tratamento natural para a artrite e a artrite reumatoide.

Estas são algumas vantagens de se usar cúrcuma. No entanto, devemos comprar a verdadeira, que encontramos em casas de produtos naturais e que vem em pequenos pistilos, que podem ser adicionados aos sucos e à comida após pronta, sem aquecer. Tanto em pistilos como em pó, a especiaria deve ser colocada no prato como último ingrediente.

INFORMAÇÕES SIMPLES E IMPORTANTES SOBRE EMAGRECIMENTO

Procure manter os horários das refeições regulares. Coma sempre nos mesmos horários, com intervalos entre duas e quatro horas para que seu organismo entenda que sempre terá nutrientes na hora que precisar.

Beba, pelo menos, de dois a três litros de água alcalina por dia para limpar seu sangue e remover toxinas. Assim, ajudará a combater o inchaço e a celulite, beneficiando o processo de emagrecimento. Beba água sempre entre as refeições.

Coma sempre porções pequenas. Não coma demais, até saciar toda a capacidade do seu estômago. Vá somente até 3/4 dessa capacidade, pois, durante o processo digestivo, precisamos da ação mecânica do estômago, ou seja, que ele fique livre para que os músculos da parede estomacal possam se contrair. Nesse processo, há também a ação enzimática.

A atividade física é fundamental para seu organismo.

Um corpo em movimento coloca a energia vital para circular e propicia a produção do hormônio do bem-estar, afastando a depressão e melhorando a autoestima! Trabalhe sobre a tríade física: flexibilidade, força e cardiovascular. Músculos fortes não funcionam em coração fraco. Portanto, exercite seu corpo por completo, com alongamentos e atividades funcionais, além de caminhadas, bicicleta, corrida e natação, que fazem tão bem ao humor e ao coração.

→ Tente encontrar tempo para fazer exercícios leves. Ioga, pilates, natação ou uma caminhada acelerada são ideais. Não tente atividades mais puxadas, como corrida ou musculação, enquanto estiver no processo de detox.
→ Faça o detox com um amigo, marido, irmão ou alguém próximo. Vocês podem dar apoio um ao outro durante os momentos mais difíceis e celebrar juntos os sucessos, bem como dividir receitas e dicas.
→ Coma devagar. Durante um detox, você pode alongar as suas refeições se mastigar bem e sem pressa. Comer devagar também ajuda a digestão.
→ Faça uma massagem. Marque com um profissional ou use uma luva esfoliante na sua própria pele. A massagem pode ajudar o seu corpo a eliminar toxinas, drenar líquidos e estimular o fluxo de energias.

Saúde integral é um conjunto de escolhas diárias conscientes e consistentes. São hábitos que devem ser incorporados à rotina, como escovar os dentes e tomar banho. Não são escolhas momentâneas para uma festa ou casamento. Isso, claro, não inviabiliza que possamos comer um doce, brigadeiro ou pizza de vez em quando e que possamos tomar uma taça de champanhe para comemorar uma promoção no trabalho. Sejamos felizes e saudáveis. Afinal, ser alegre é a melhor coisa que existe. Um corpo e uma mente doentes não são alegres. A saúde leve e livre é alegria permanente.

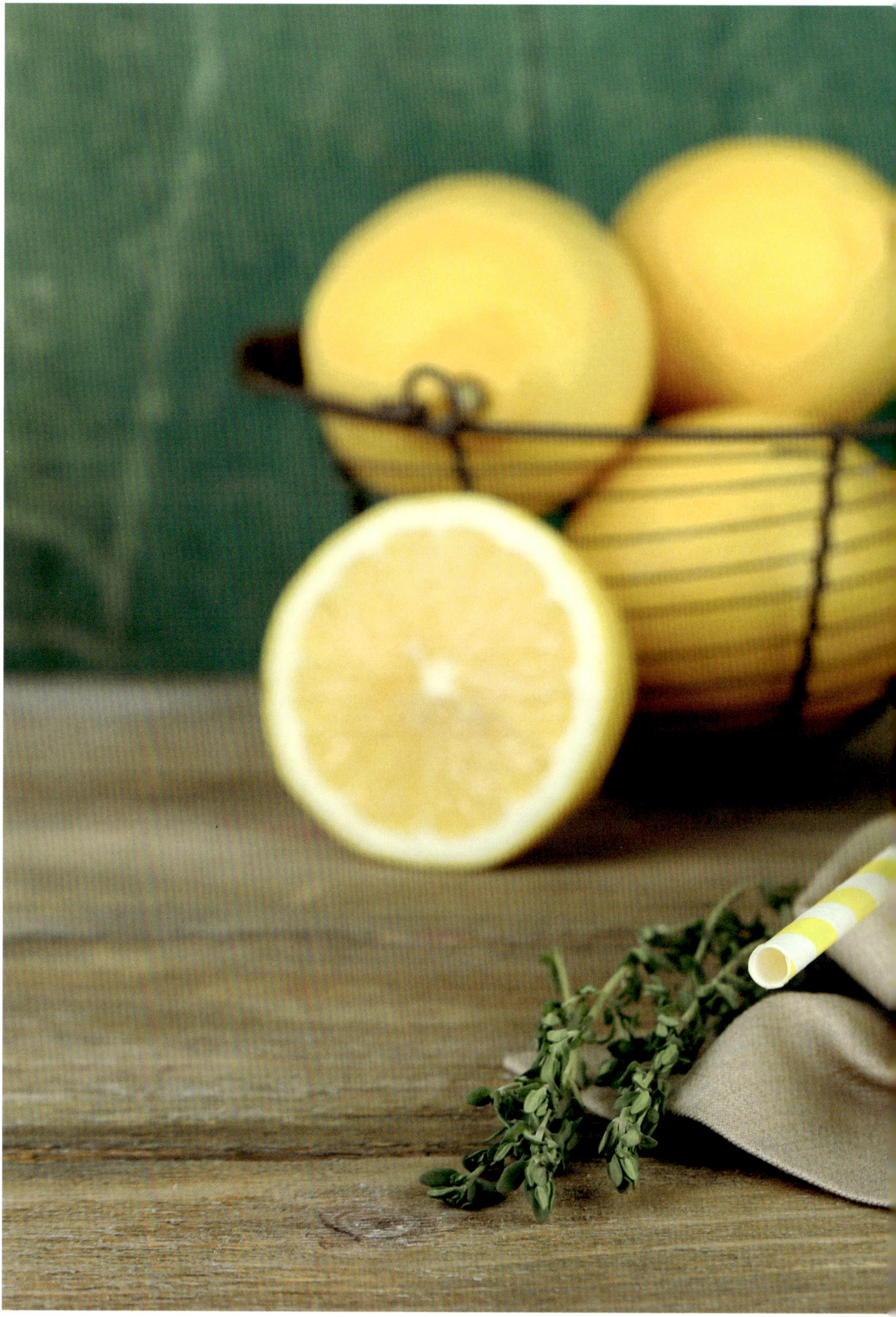

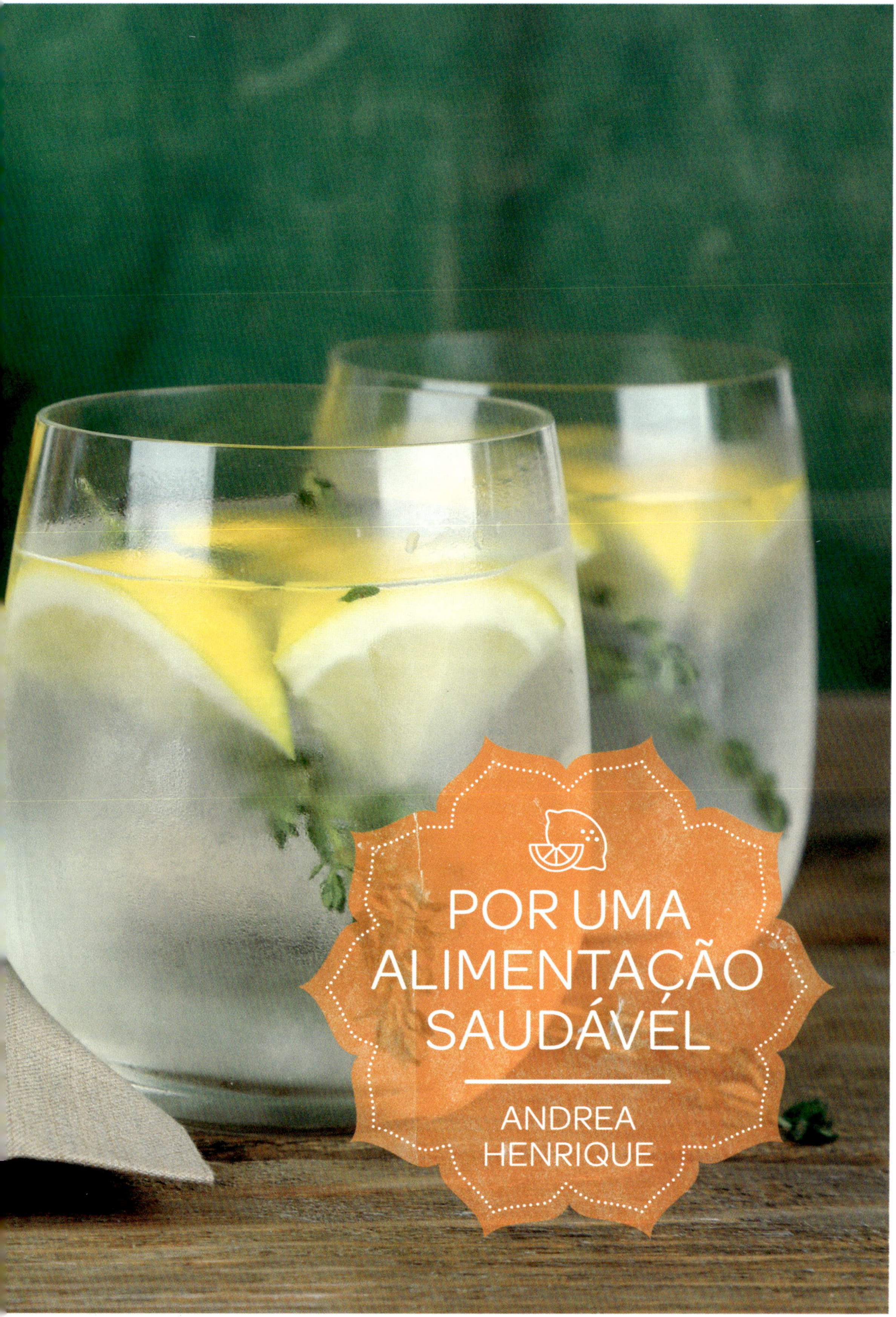

POR UMA ALIMENTAÇÃO SAUDÁVEL

ANDREA HENRIQUE

É um enorme prazer participar deste livro como convidada da dra. Doris Israel. Com alegria, compartilho com vocês parte do meu trabalho.

Fui uma das precursoras da alimentação detox no Brasil. Antes mesmo que ela fosse assim nomeada, eu já percorria várias residências no Rio de Janeiro dando treinamento para cozinheiras sobre como preparar uma alimentação sem glúten, sem lactose, sem corantes, sem conservantes e sem proteínas de origem animal. Ao longo dos anos, vi a necessidade de um trabalho mais completo para potencializar os resultados obtidos nessa vivência. Montei uma equipe com nutricionistas, *personal trainers* e massagistas e passamos a fazer atendimento personalizado e exclusivo de *home spa* por todo Brasil. Meu trabalho acabou sendo conhecido pela Europa e passei anos viajando com minha equipe. O intuito era o mesmo: levávamos comida saudável preparada por mim, terapias e atividades que promoviam a desintoxicação e consequentemente o emagrecimento de quem procurava por nossos serviços. Depois também passei a ir aos Estados Unidos, onde passava meses trabalhando. Fiz vários cursos na minha área, criei, construí e desconstruí muitas receitas ao longo desses anos, com o objetivo de levar sabor e surpreender meus clientes.

Tive clientes famosos como Deborah Secco, e Carolina Dieckmann, Gloria Maria, Regina Casé, Andrea Dellal e Tony Ramos.

Em 2010, voltei ao Brasil decidida a abrir um negócio; criei o primeiro *delivery* de comida detox, o Detox In Box, que, ao longo desses anos, conquistou muitos clientes, entre eles, Giovanna Antonelli, que em 2014 veio a ser sócia em um novo projeto: meu primeiro restaurante, o Pomar Orgânico. Ali, somos quatro sócios: eu, como chef, minha irmã, Anisia Costa Beber, que cuida de todo o setor administrativo, Giovanna e Reynaldo Gianecchini.

Em meio a isso tudo, escrevi meu primeiro livro: *Detox*, publicado pela editora Alfa, com receitas e dicas de como fazer seu próprio detox. Em um ano, já foram vendidos 25 mil livros.

Sou muito grata aos resultados que colhi nesses anos de uma vida dedicada a levar a todos uma alimentação saudável e consciente.

DETOX JÁ

Como a dra. Doris citou nas páginas anteriores, está comprovado o quanto nosso organismo é bombardeado todos os dias, de formas direta e indireta, por toxinas. Por isso, a importância de fazer um detox. A partir de agora, vou auxiliá-los a fazer sua própria desintoxicação e a potencializá-la por meio de sugestões de procedimento e de receitas, além das dicas.

(...)está comprovado o quanto nosso organismo é bombardeado todos os dias, de formas direta e indireta, por toxinas. Por isso, a importância de fazer um detox.

ALIMENTOS E SUBSTÂNCIAS QUE DEVEM SER EVITADOS OU RESTRITOS:

Açúcar;
Álcool;
Glúten;
Frituras;
Café;
Sal;
Laticínios (leite de vaca, queijo, iogurte e outros derivados do leite);
Produtos industrializados;
Conservantes e corantes.

DICAS PARA POTENCIALIZAR SEU DETOX:

1 Esqueça o uso de micro-ondas! Não consuma alimentos congelados e industrializados. Lembre-se: quanto mais naturais estiverem os alimentos em suas refeições, melhor será seu processo de desintoxicação.

2 Evite alimentos com aditivos químicos, como adoçantes, corantes e conservantes (exemplos: molhos prontos, gelatinas, produtos diet e light), além daqueles com glutamato monossódico (como shoyu, caldo de galinha, sopas em pó).

3 Não abuse do sal. Use o mínimo possível.

4 Hidrate-se, mas evite ingerir água durante as refeições. Beba água somente 10 minutos antes e 1 hora depois de se alimentar. Tome bastante chá durante o dia. Sugiro os de centelha asiática, cavalinha e alcachofra. Essas ervas são diuréticos naturais. O suco de limão também é bem-vindo para enganar a fome. Se quiser adoçá-lo, use somente adoçantes com frutose ou sucralose.

5 Movimente-se! Faça caminhadas regularmente, respire fundo, medite, tenha gratidão pelo que o universo te proporciona.

6 Relaxe! Os hormônios do estresse potencializam a ansiedade e dificultam o processo de emagrecimento.

7 Evite cigarro, laxantes e diuréticos, principalmente nesse período. Eles trazem muitas toxinas para o organismo. Use somente medicamentos que foram prescritos por seu médico e que sejam indispensáveis.

8 Coma sempre sentado à mesa e mastigue bem, saboreie os alimentos. Coma devagar para absorver melhor os nutrientes.

9 Tenha sempre frutas congeladas na geladeira. Separe-as em porções únicas e bata-as com água, leite de amêndoas ou água de coco. Acrescente sempre uma colher de linhaça ou chia. Essa é a receita dos poderosos *shakes*, que refrescam e saciam sua fome. São superpráticos e podem substituir um lanche da manhã ou da tarde.

10 Tenha disciplina e determinação.

É importante lembrar que qualquer restrição alimentar por longo período pode causar carências nutricionais e desiquilíbrio do organismo. Sugiro que esse processo seja acompanhado por um nutricionista e um médico, especialmente se o objetivo do detox for o emagrecimento.

Nossa proposta é a desintoxicação. O emagrecimento é consequência do seu comprometimento e da mudança de maus hábitos alimentares.

PROGRAME ALGUNS DIAS E SE ORGANIZE!

Alguns médicos defendem que o nosso corpo se desintoxica sozinho através da eliminação de toxinas pela urina, suor e fezes, mas não entendem que o corpo pede socorro. Como acabamos de ver, há um excesso de toxinas sendo despejadas no nosso organismo e não estamos conseguindo eliminá-las. Essas toxinas são acumuladas em nossas células, causando processos inflamatórios que prejudicam a nossa saúde.

Durante os dias de detox, criamos uma alimentação cheia de fibras, vitaminas, minerais e enzimas que vão auxiliar seu corpo a concluir e executar o processo de desintoxicação celular.

Durante as vivências que tive com meu *home spa*, conheci a alimentação higienista, com a qual me identifiquei bastante, e, ao implantá-la no meu programa, vi benefícios incríveis. Além de saber o que comer, é importante saber quando comer.

ENTENDA UM POUCO MAIS SOBRE ALIMENTAÇÃO HIGIENISTA

Os ciclos orgânicos se dividem em três:

→ Ciclo de eliminação: 4h às 12h

→ Ciclo de ingestão: 12h às 20h

→ Ciclo de assimilação: 20h às 4h

CICLO DE ELIMINAÇÃO:

É nesse período que o organismo eliminará os resíduos de tudo que não foi utilizado e precisa ser desprezado por meio das necessidades fisiológicas. O corpo faz isso para se limpar e se preparar para receber uma alimentação (saudável!) ao longo do dia seguinte.

Você pode ajudar seu corpo nesse processo de limpeza ao ingerir pela manhã sucos, frutas, nozes e alimentos ricos em antioxidantes, óleos essenciais, vitaminas e fibras.

Assim seu corpo terá todas as fontes necessárias para se autolimpar sem precisar gastar energia vital e enzimas do organismo. E também contará com as fibras para limpar todas as mucosas e paredes do aparelho digestivo, preparando-o para processar os alimentos ao longo do dia retirando seus valores nutricionais da melhor maneira possível.

"O corpo limpa a si mesmo, cura a si mesmo e conserva a si mesmo, desde que se forneça a ele a nutrição adequada e ferramentas úteis."

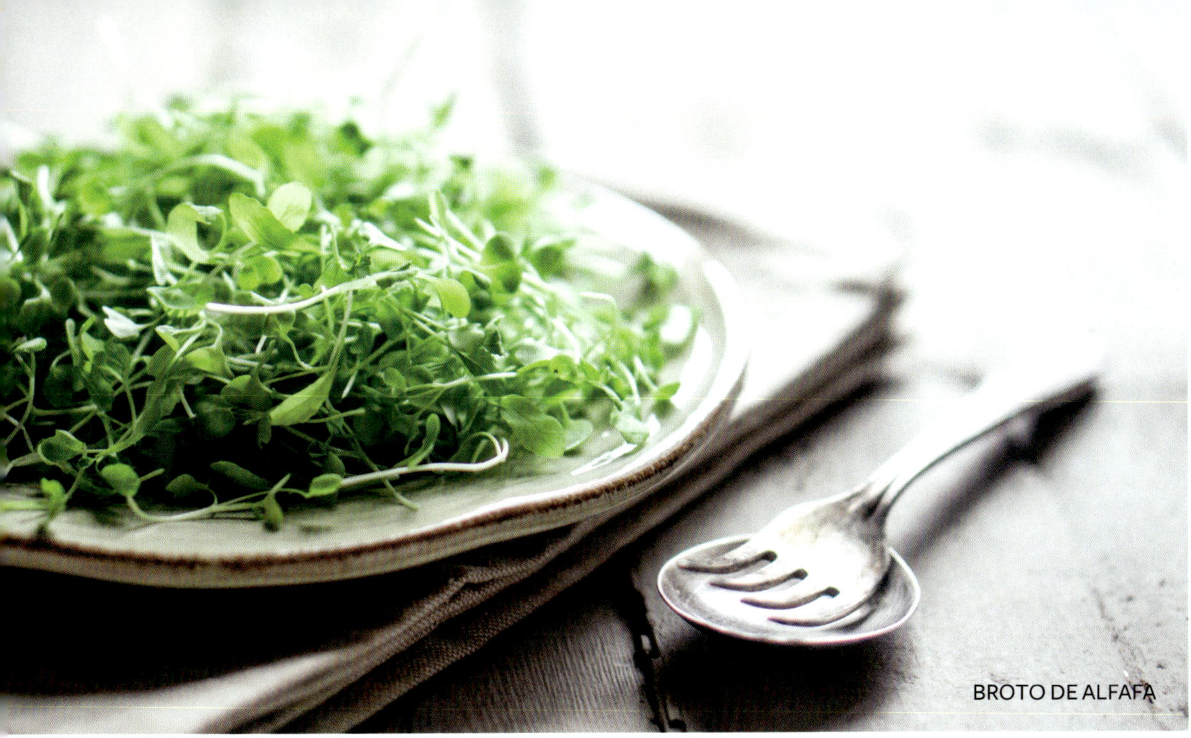
BROTO DE ALFAFA

CICLO DE INGESTÃO:

A partir do meio-dia o corpo entra no ciclo da ingestão. Depois de se limpar, ele está apto a receber.

Alimente-se com muitas hortaliças, frutas, sementes, grãos germinados e algas.

Não ingira líquidos durante as refeições, evitando assim a dilatação do estômago e a diluição das enzimas estomacais. Isso diminui a potência digestiva.

Uma alimentação viva é uma alimentação hidratada (rica em água). A maior parte desses alimentos quando ingerida torna-se líquida, de fácil digestão, rica em fibras que serão eliminadas pelo organismo. Mas, antes disso, passarão como uma "bucha" limpando toda a parede do seu intestino delgado e intestino grosso.

Um alimento que foi submetido a uma temperatura acima de 35°C perde grande parte do seu valor nutricional. Repare que um legume cozido diminui de tamanho. Ele também perde parte de suas vitaminas, minerais e teor de água.

CICLO DE ASSIMILAÇÃO:

Nesse período o organismo restaura, repõe e armazena todas as vitaminas, minerais e nutrientes obtidos através dos alimentos no interior de suas células. O corpo assimila tudo aquilo que você ingeriu e seus nutrientes. Quando nos alimentamos, temos que saber o que estamos oferecendo ao nosso corpo para que ele trabalhe e nos proporcione uma vida saudável — para isso, ele depende das ferramentas que podem ser encontradas em uma alimentação saudável.

Muitas vezes, um alimento saboroso a base de farinha refinada, açúcar e gorduras não supre as necessidades nutricionais do organismo

Muitas vezes, um alimento saboroso à base de farinha refinada, açúcar e gorduras não supre as necessidades nutricionais do organismo. Por conta disso, pouco tempo depois, seu cérebro mandará uma mensagem de fome para seu corpo, pois ele não obteve a nutrição celular necessária.

*Procure não ingerir alimentos após as 20h. Se não for possível, prefira ingerir líquidos para respeitar os ciclos metabólicos do seu organismo.

Pela manhã

→ Logo que acordar, beba um copo de água morna + suco extraído de 1 limão.
→ Receita do Suco Verde

Lanche da manhã

1 tipo de fruta (melão, ameixa, abacaxi ou 1/2 mamão papaia).

Almoço

Entrada: Tabule de couve-flor
Dica: Como entrada, prefira sempre as saladas. Abuse das folhas e incremente com legumes crus e sementes. Varie sempre entre: cenoura, aspargos, palmito, couve-flor, brócolis e tomates cerejas.
Prato principal: Almôndegas de falafel com molho de tomate.

Dica: Use outros grãos, como lentilhas e quinoa, para fazer as almôndegas. Além de saborosos, são fonte de proteínas vegetais.

Lanche da tarde

Pudim de chia

Dica: Outras frutas e sugestão de lanches da tarde:

→ 1 banana com canela no forno.
→ 1 fatia de abacaxi com raspas de limão.
→ 1 maçã com canela no forno.
→ 1 taça de purê de pera.
→ 1 taça de creme de damasco.
→ 3 torradas sem glúten com pasta de soja.

Jantar

Caldo verde de baroa

Dica: Legumes liberados para outros sabores de sopa: abobrinha, aspargos, palmito, tomate, alho-poro, espinafre, brócolis, cogumelos, couve-flor, abóbora vermelha.

Última sugestão: Acredito que as escolhas alimentares de hoje, influenciarão diretamente a saúde física e mental ao longo dos anos. Falamos sobre a eliminação de toxinas industrializadas, mas acredito também que uma das maiores toxinas é a mágoa. Não adianta você cuidar da pele e ter os traços pesados; não adianta evitar produtos com toxinas e produzir toxinas guardando mágoa e rancor.

ELIMINE ESSES SENTIMENTOS!

Caminhe, inspire e expire. A cada expiração, mentalize que está colocando para fora tudo aquilo que te agride.

Não carregue pesos para seu projeto de longevidade. Seja livre e leve. Tenha gratidão pelo que você é!

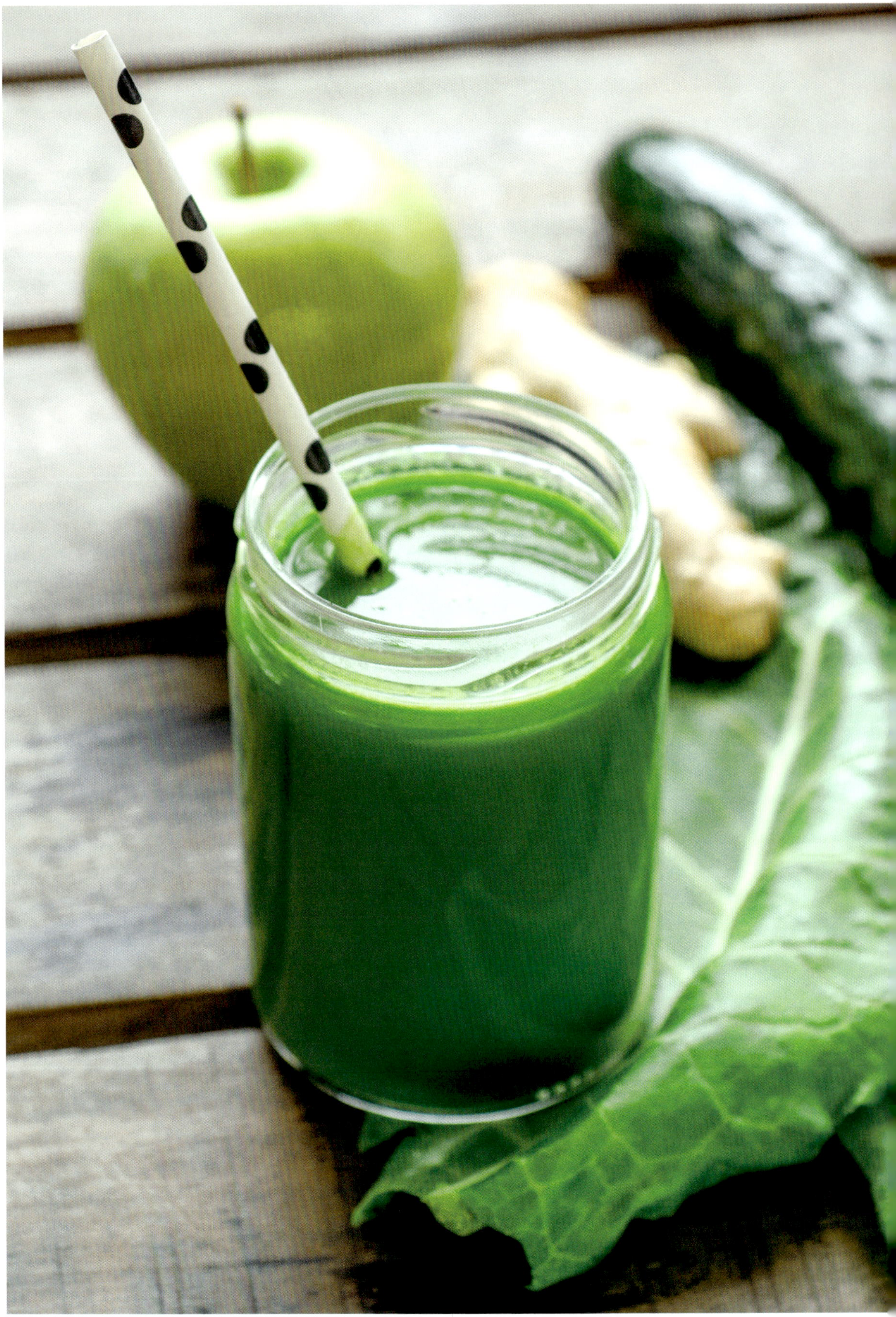

DESJEJUM

SUCO VERDE

INGREDIENTES

3 maçãs vermelhas
3 folhas de couve, ou outras folhas escuras
1 raiz (cenoura, inhame, *yakon* ou beterraba)
1 pedaço de gengibre (do tamanho da ponta do seu polegar)
1 pepino japonês

MODO DE PREPARO

Passe todos os ingredientes em uma centrífuga e beba em seguida.

DICA

Priorize sempre os produtos orgânicos e utilize uma centrífuga, não o liquidificador.

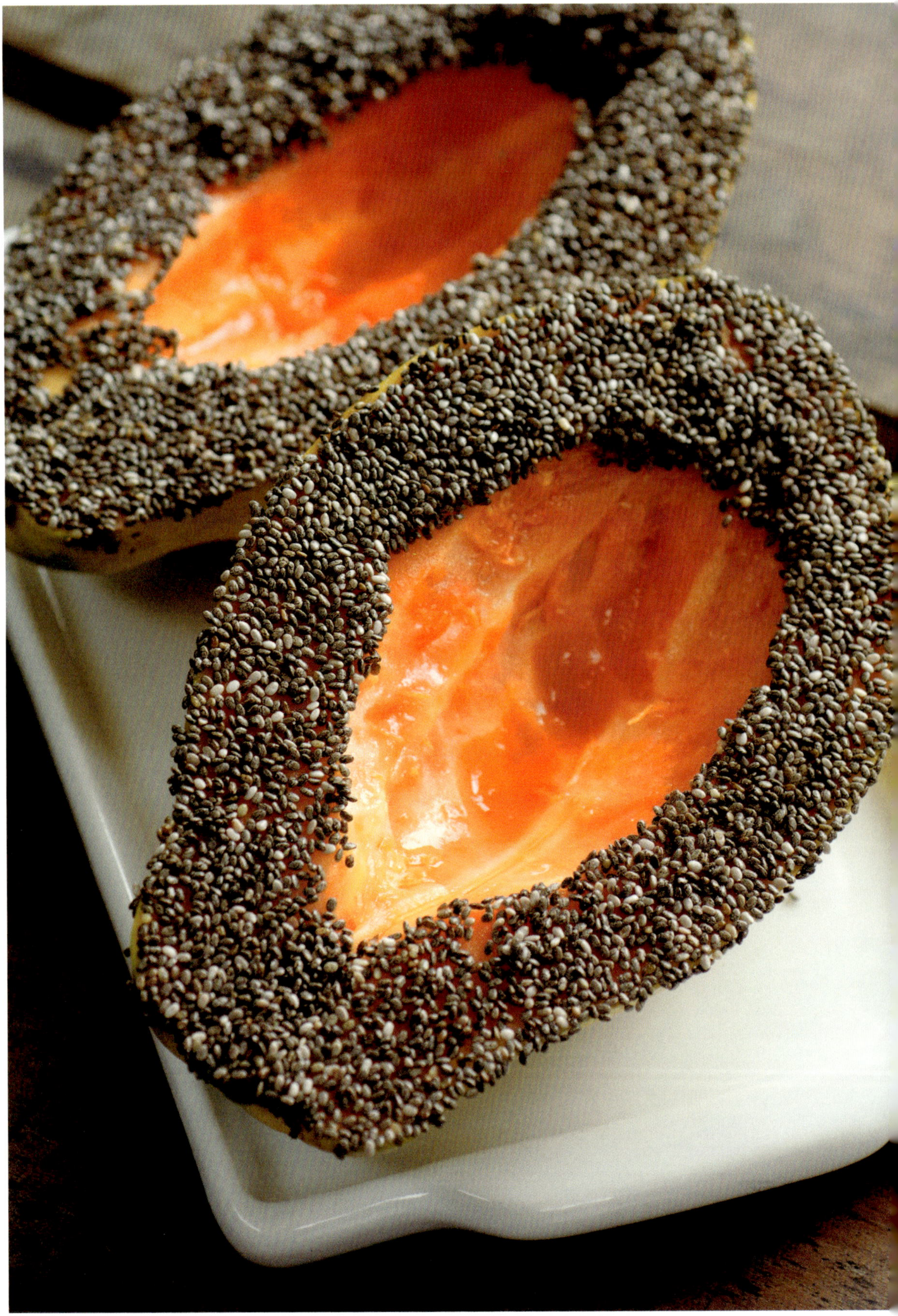

LANCHE DA MANHÃ

MAMÃO COM CHIA

INGREDIENTES

1 mamão papaia pequeno, sem sementes
1 colher (chá) de chia

DICA

Troque o mamão pela fruta que preferir ou *shakes* de frutas. O importante é consumir frutas e pelo menos um tipo de semente (castanha-do-pará, amêndoas, nozes, chia ou linhaça) pela manhã.

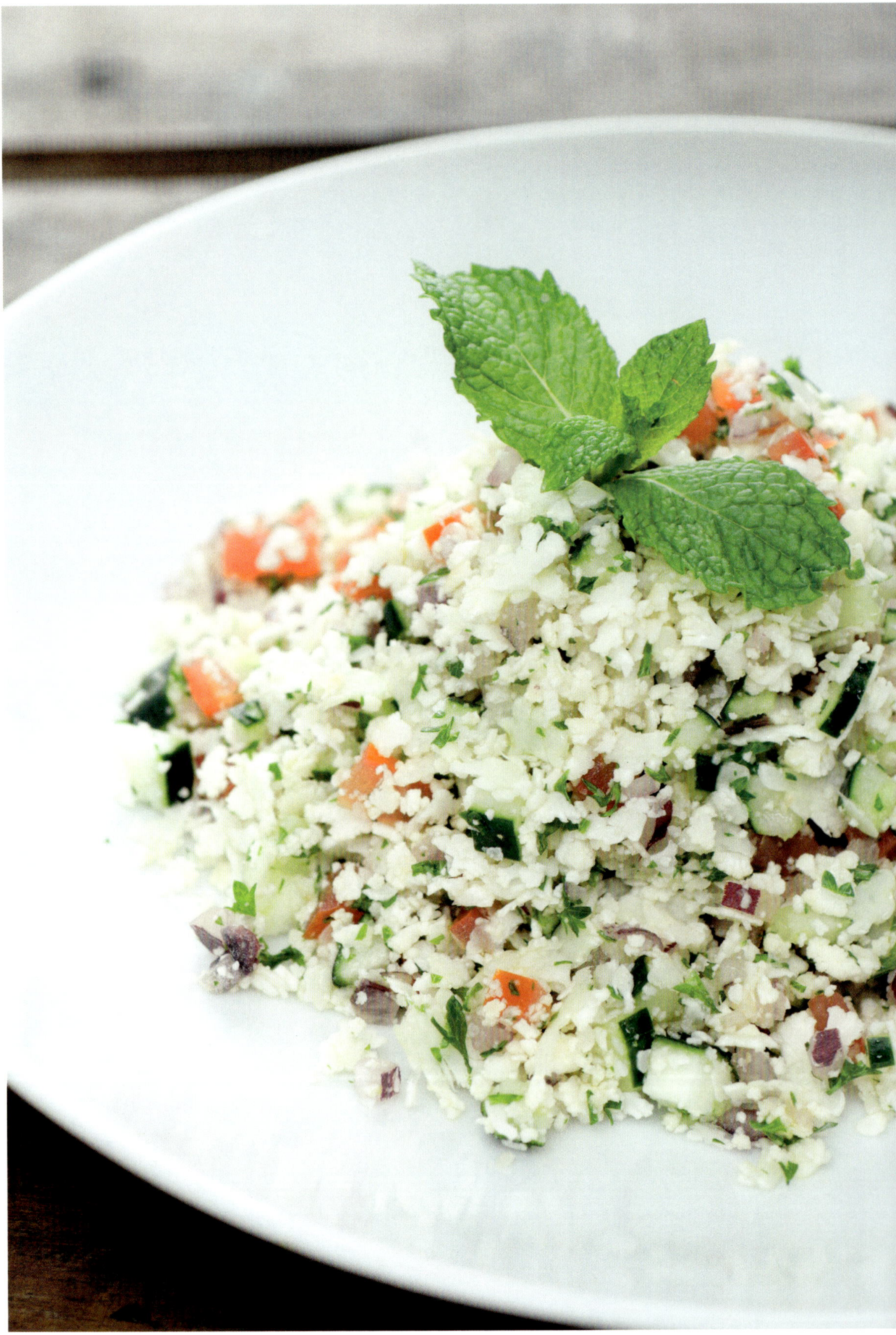

ALMOÇO
ENTRADA

TABULE DE COUVE-FLOR

(SERVE 2 PESSOAS)

INGREDIENTES

1 xícara (chá) de couve-flor bem picada (só a parte branca)
1 tomate picado em cubos (sem as sementes)
2 colheres (sopa) de cebola roxa picada
1 colher (sopa) de salsinha fresca picada
2 colheres (sopa) de hortelã fresca picada
1 dente de alho amassado (até virar pasta)
1 colher (sopa) de azeite
Suco de 1 limão
Sal a gosto

MODO DE PREPARO

Coloque a couve-flor, o tomate e a cebola em uma vasilha e misture com uma espátula. Acrescente a salsinha, a hortelã, o alho, o azeite, o suco de limão, o sal e mexa. Sirva gelado ou em temperatura ambiente.

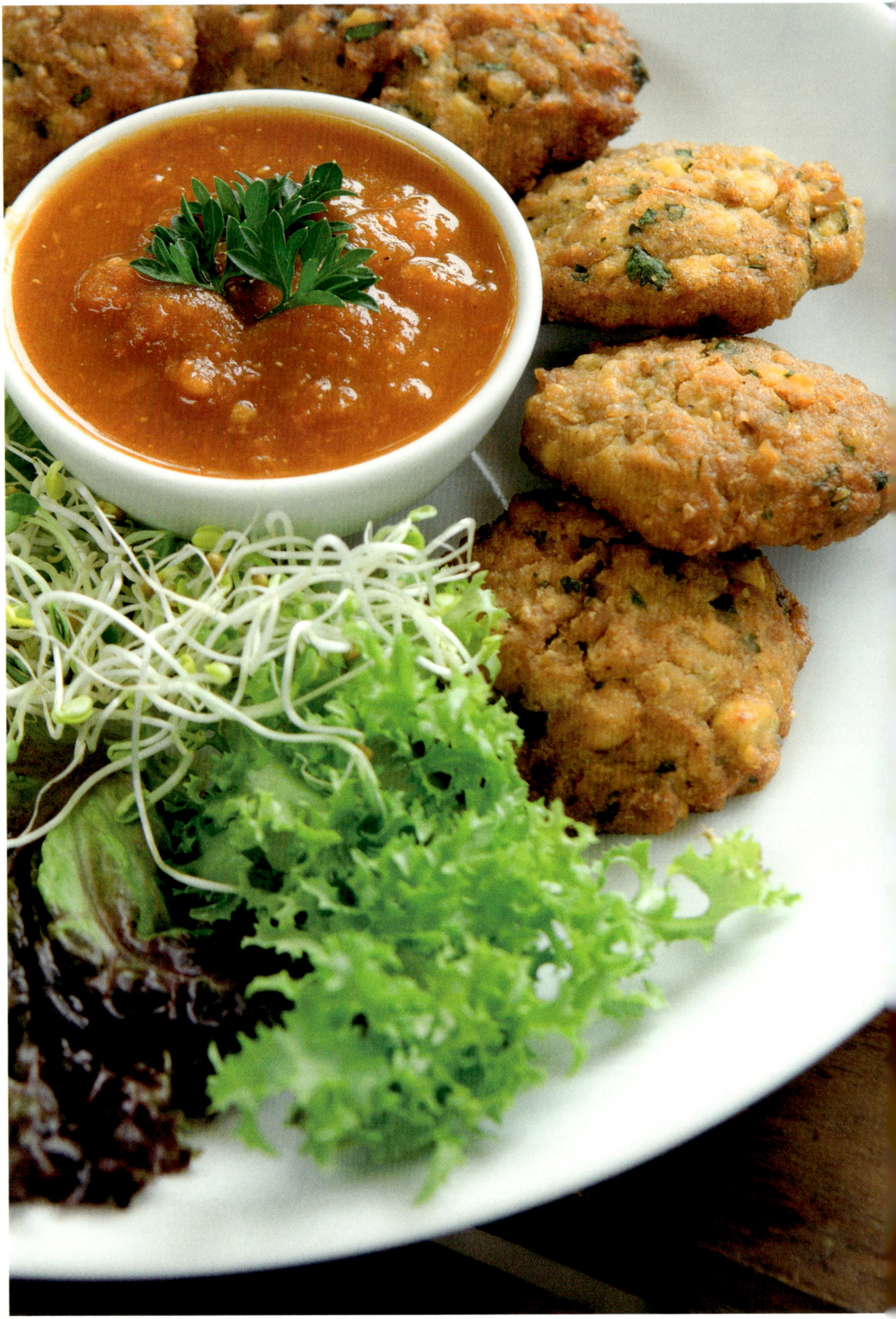

ALMOÇO
PRATO PRINCIPAL

ALMÔNDEGAS DE FALAFEL

INGREDIENTES

200g de grão-de-bico
50g de cebola
1 colher (chá) de alho picado
4 colheres (sopa) de azeite
2 colheres (sopa) de farinha sem glúten, ou amido de milho
1 colher (sopa) de coentro picado
1 colher (chá) de pimenta síria
1 colher (café) de cominho

MODO DE PREPARO

1 Coloque o grão-de-bico para hidratar por 8 horas em 500ml de água. Depois de hidratado, despreze essa água e lave bem os grãos em água corrente. Leve ao processador por alguns minutos, até triturá-los bastante e formar uma massa. Transfira-a para uma tigela.
2 Adicione a farinha sem glúten e o azeite, e sove um pouco. Depois, acrescente o restante dos ingredientes e volte a misturar com as mãos.
3 Faça pequenas bolinhas e depois amasse. Unte uma fôrma com azeite e coloque as bolinhas, uma a uma. Leve ao forno por 20 minutos. Sirva com molho de tomate e mix de folhas e brotos de trevo. Tempere somente com limão e uma pitada de sal.

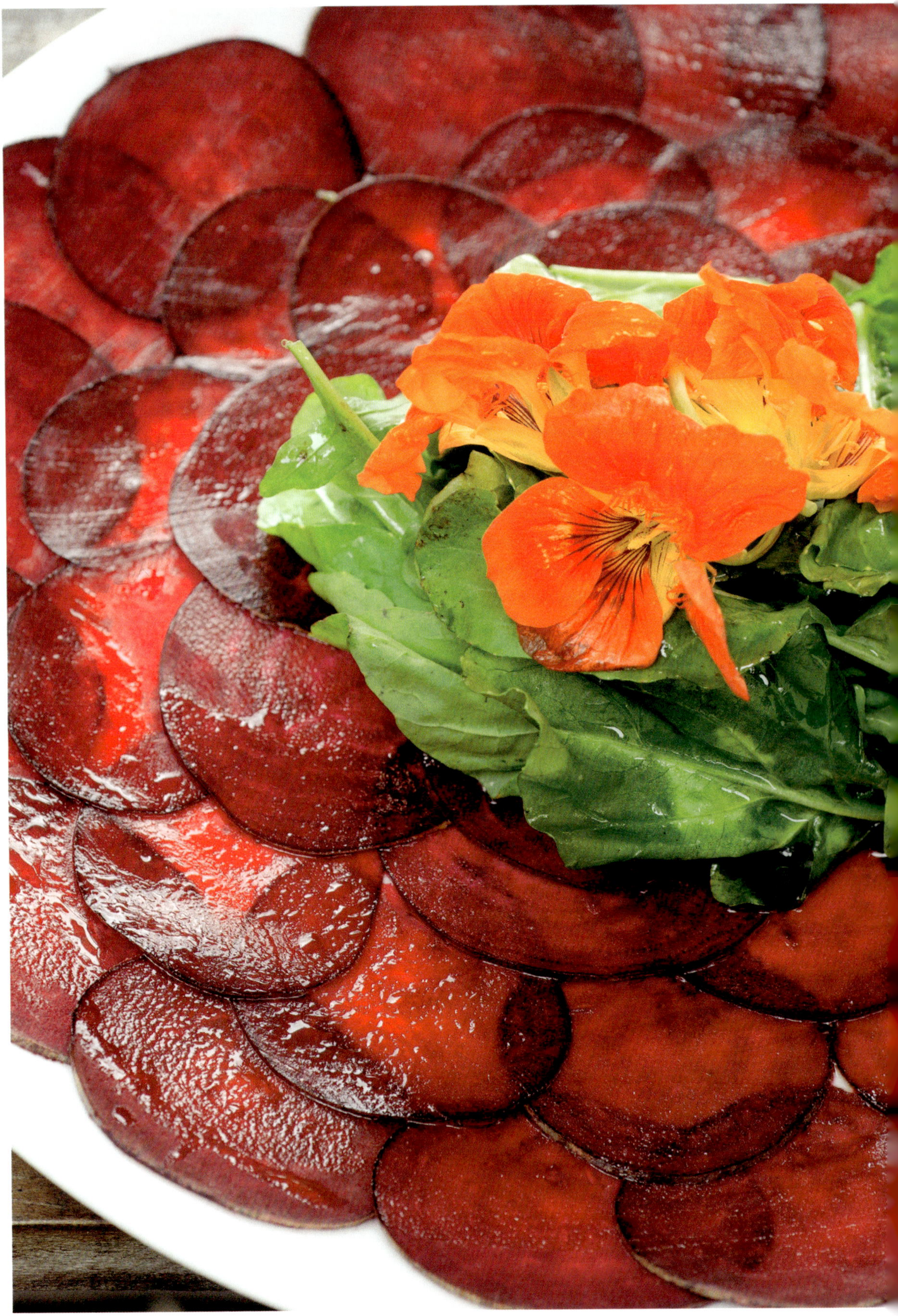

LANCHE DA TARDE
OPÇÃO 1

CARPACCIO DE BETERRABA

INGREDIENTES

1 beterraba pequena
1 limão
1 colher (sopa) de azeite
10 folhas de rúcula
Sal e azeite a gosto
4 amêndoas

MODO DE PREPARO

1 Corte a beterraba em lâminas bem finas com uma faca afiada ou com um cortador. Coloque sobre um prato raso em círculos, sobrepondo uma a uma.
2 Esprema o limão e regue o azeite. Com um pincel, espalhe-os sobre todas as fatias. Salpique o sal e rale as amêndoas. Espalhe sobre toda a superfície. Tempere a rúcula com azeite e sal e coloque no centro. Espere 10 minutos e sirva com torradas sem glúten.

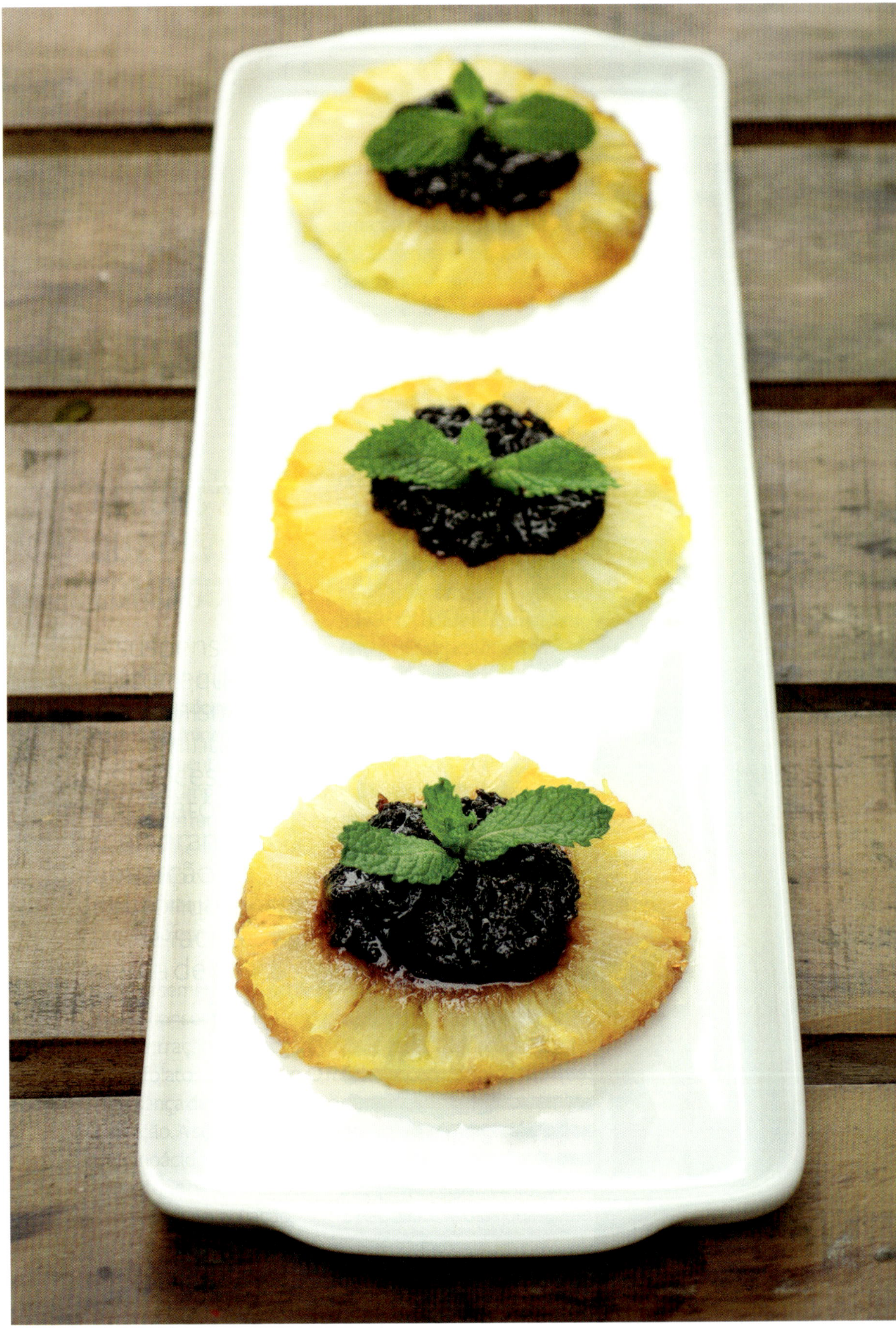

LANCHE DA TARDE
OPÇÃO 2

ABACAXI EM CALDA

INGREDIENTES

1 abacaxi
Sumo de 2 laranjas
6 ameixas secas

MODO DE PREPARO

Limpe o abacaxi e corte em fatias da largura de 1 dedo. Coloque 2 fatias de abacaxi em uma panela junto com o sumo das laranjas e leve ao fogo. Deixe cozinhar durante 10 minutos. Desligue o fogo. Retire o abacaxi e espere esfriar.

Geleia de ameixa: Cozinhe as ameixas em 1 copo americano de água durante 10 minutos. Desligue, escorra a água e bata as ameixas no liquidificador até virar uma pasta homogênea. Reserve.

MONTAGEM

Coloque 1 fatia do abacaxi em um prato e 1 colher (sopa) de geleia de ameixa. Finalize com hortelã e sirva gelado.

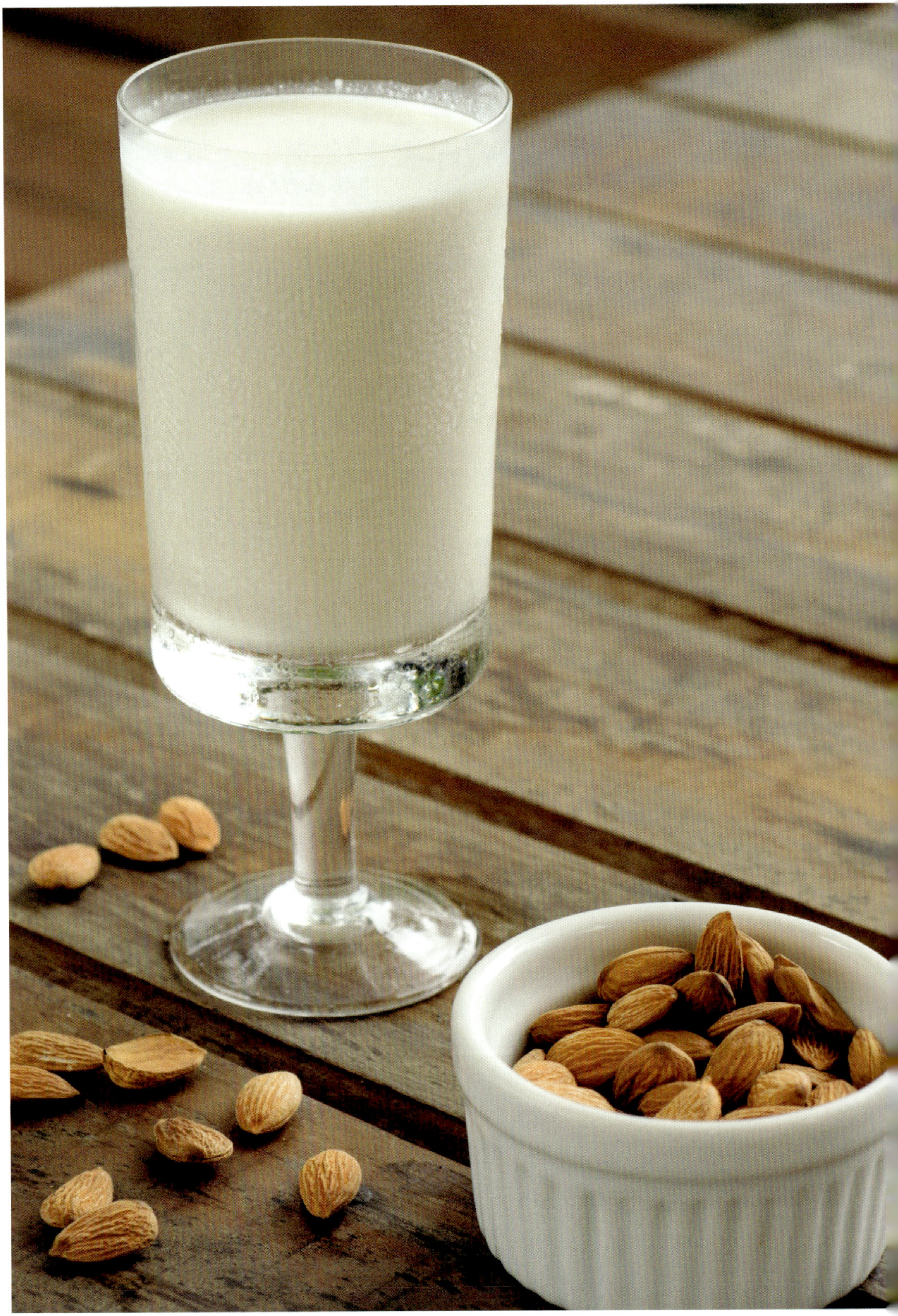

LANCHE DA TARDE
OPÇÃO 3

LEITE DE AMÊNDOAS

INGREDIENTES

250g de amêndoas cruas
500ml de água
1 colher (café) de flor-de-sal
1 colher (chá) de açúcar demerara

MODO DE PREPARO

1 Coloque as amêndoas de molho de um dia para o outro com água suficiente para cobri-las. Deixe hidratar por 8 horas.

2 Escorra e despreze a água, lave bastante as amêndoas e bata no liquidificador com 500ml de água. Coe em um pano fino. Adicione o sal e o açúcar e misture bem.

DICA 1

Se não consumir na hora, deve-se guardar o leite fresco. Dura três dias na geladeira.

DICA 2

Crie *shakes* e *smothies* deliciosos para seu lanche da tarde e use seu leite de amêndoas como base. Coloque pequenas porções (150g) de morango, banana ou outras frutas que preferir no congelador e, quando precisar de um lanche rápido e prático, é só retirar a fruta e bater no liquidificador com o leite de amêndoas.

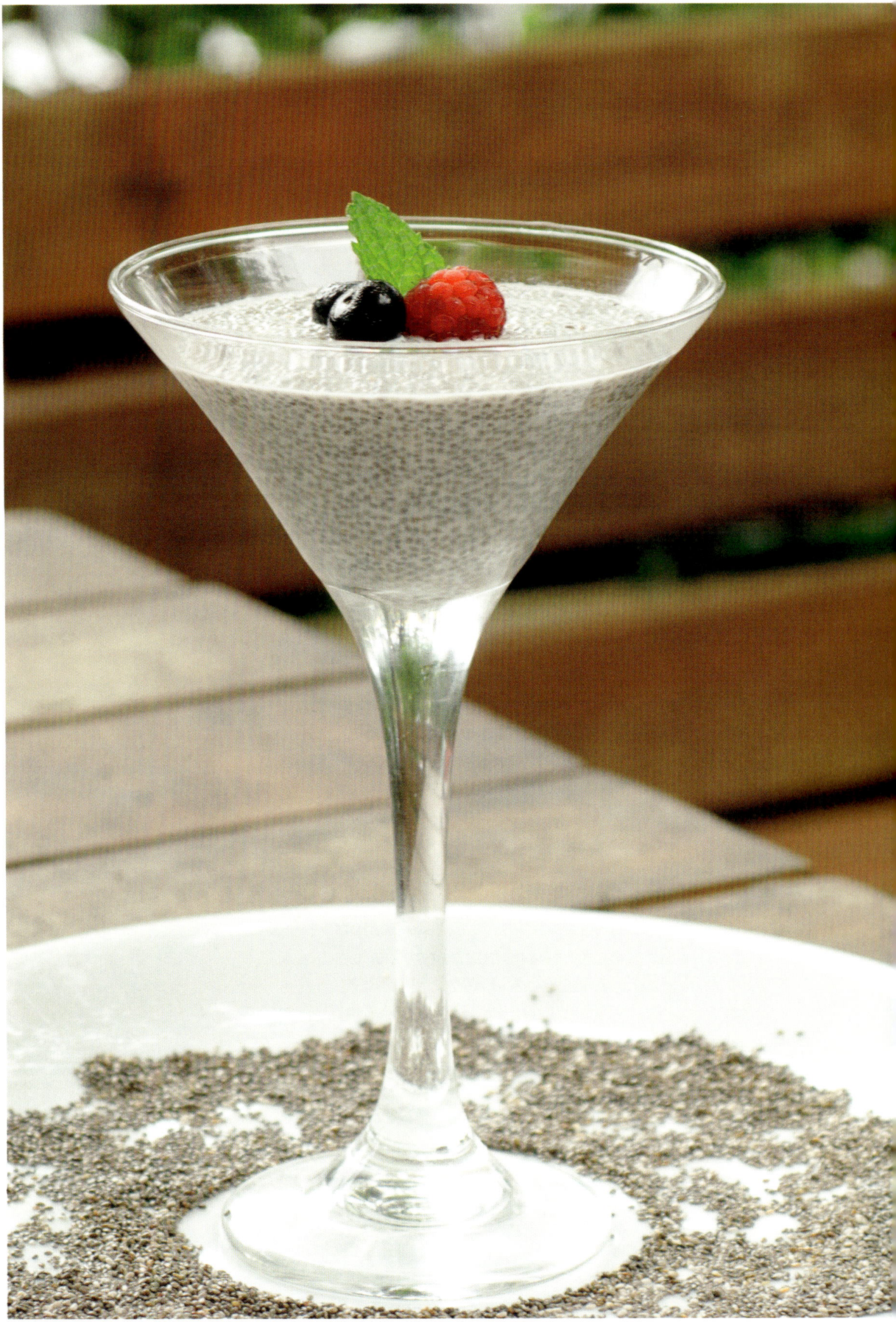

LANCHE DA TARDE
OPÇÃO 4

PUDIM DE CHIA

INGREDIENTES

150ml de leite de amêndoas
4 colheres (sopa) de chia
4 gotas de essência de baunilha
1 colher (sopa) de açúcar de coco ou agave

MODO DE PREPARO

Coloque o leite de amêndoas em uma tigela pequena, adicione os outros ingredientes. Misture bem. Transfira para uma taça e leve a geladeira por 30 minutos.

DICA

Sirva o pudim com morangos picados, frutas vermelhas, geleia de morango sem açúcar ou o sabor que preferir.

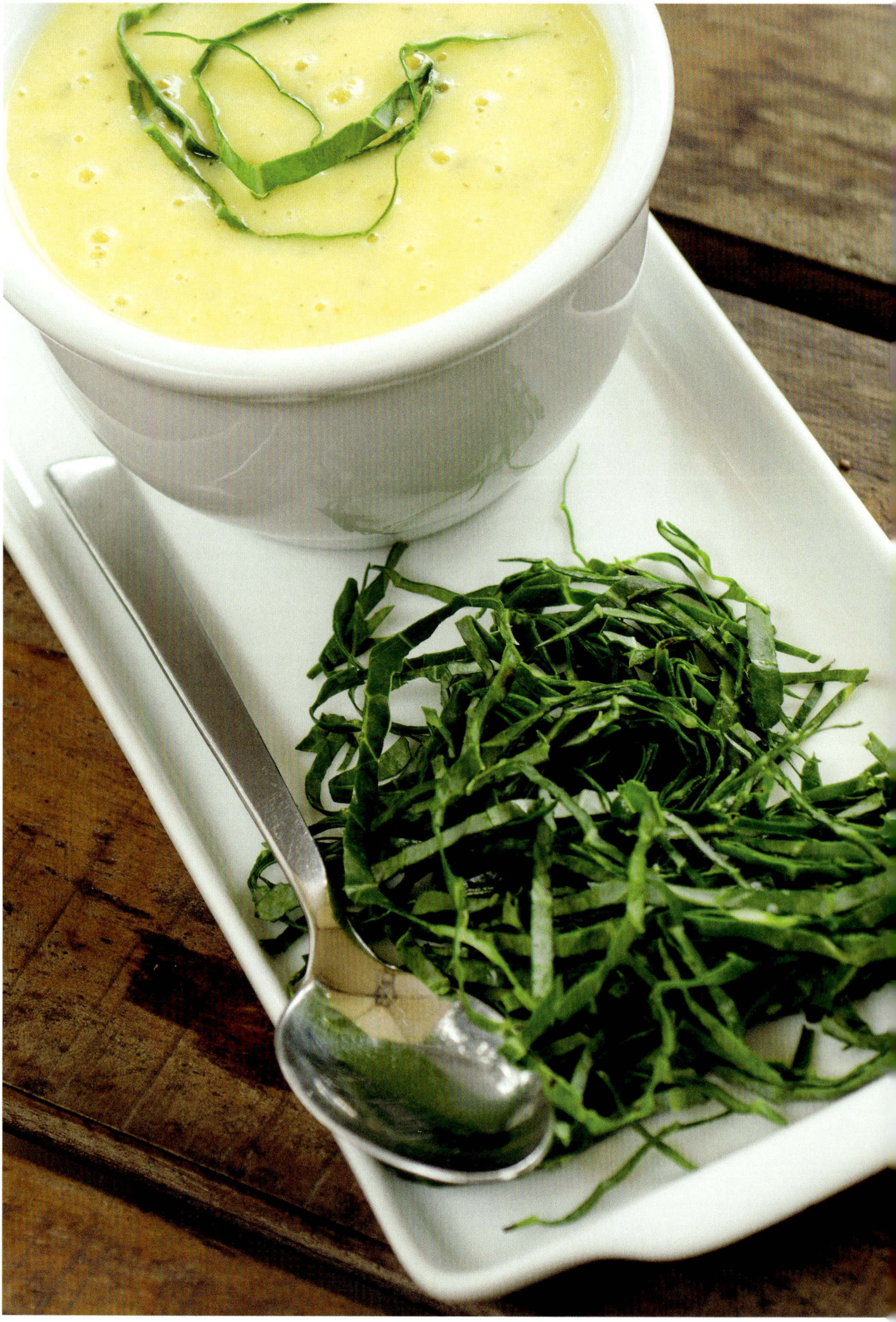

JANTAR

CALDO VERDE DE BAROA

INGREDIENTES

250g de batata-baroa
500ml de água
100g de cebola
2 dentes de alho
2 colheres (sopa) de óleo de coco ou azeite
1/2 molho de couve mineira
Sal a gosto

MODO DE PREPARO

1 Lave a batata, corte em fatias e coloque para cozinhar na água. Não precisa descascar. Quando estiver mole, desligue e reserve. Espere esfriar. Escorra a batata, reservando a água do cozimento.
2 Em outra panela, doure a cebola e o alho no óleo de coco. Coloque a batata no liquidificador, adicione a cebola e o alho dourados e bata tudo, adicionando a água do cozimento aos poucos, até obter uma textura bem cremosa.
3 Transfira esse creme para uma panela e leve ao fogo. Tempere com sal e, quando começar a ferver, acrescente a couve. Desligue em seguida e sirva.

BIBLIOGRAFIA

ALTENBERG, Henry Edward. Holistic Medicine. Nova York: Kodansha American, 1998.

AZEVEDO, Elaine de. Alimentos orgânicos. São Paulo: Senac, 2012.

CAMPBELL, Joseph. Mito e transformação. São Paulo: Ágora, 2008.

OLSZEWER, Efraim. Neurotransmissores em medicina. São Paulo: Icone Editora, 2008.

POVOA, Helion. O cérebro desconhecido. Rio de Janeiro: Objetiva, 2002.

ROGERS, Sherry A. Detoxify or Die. Nova York: Prestige Publishing, 2002.

SHEALY, Norman e CHURCH, Dawson. Medicina da alma. São Paulo: Cultrix, 2011.

SHERWOOD, Keith. Chakra Therapy. Minnesota: Llewellyn Publication, 2000.

SHINYA, Hiromi. A dieta do futuro. São Paulo: Cultrix, 2010.

TRIVIERI, Larry e ANDERSON, John W. Alternative Medicine. Califórnia: Celestial Arts, 2002.

TRUCOM, Conceição. Alimentação desintoxicante. São Paulo: Alaúde, 2014.

PUBLISHER
Kaíke Nanne

EDITORA EXECUTIVA
Carolina Chagas

COORDENAÇÃO DE PRODUÇÃO
Thalita Aragão Ramalho

PRODUÇÃO EDITORIAL
Anna Beatriz Seilhe

PREPARAÇÃO DE CONTEÚDO
Karla Monteiro

PREPARAÇÃO DE TEXTO
Carolina Vaisman

REVISÃO
Marília Lamas

FOTOGRAFIA DAS RECEITAS
Tiago de Paula Carvalho

PROJETO GRÁFICO E DIAGRAMAÇÃO
Tabaruba Design

Este livro foi impresso no Rio de Janeiro, em 2015, para a Agir. A fonte usada no miolo foi Freight Sans, corpo 11. O papel do miolo é couche 150g/m².